Low Carb

Die 100 besten Rezepte ohne Kohlenhydrate

Matthias Schiller

Impressum
Low Carb – die 100 besten Rezepte ohne Kohlenhydrate
(1. Auflage 2016)

Autor: Matthias Schiller
Lektorat: Doris Eichhorn-Zeller

ISBN-13: 978-1532781704

ISBN-10: 1532781709

Inhaltsverzeichnis

Einführung 5
Pfannengerichte 13
Abendessen 76
Vegetarische Gerichte 124
Impressum 163

Einführung

Bei der Low Carb Diät handelt es sich um eine kohlenhydratarme Diät, das heißt, hierbei werden die Kohlenhydrate durch Fett oder Eiweiß ersetzt. Mithilfe der Low Carb Diät gelingt ein schnelles Abnehmen ohne auf leckeres Essen verzichten zu müssen.
In diesem Kochbuch erwarten Sie 100 leckere Gerichte fast ohne Kohlenhydrate.

Machen Kohlenhydrate wirklich dick?

Ob Kohlenhydrate im Endeffekt wirklich dick machen, hängt immer von der Energiebilanz des kompletten Tages ab und davon, wann sie verzehrt werden. Wer am Morgen ein Vollkornbrötchen isst und mittags Reis oder Pasta mit Gemüse, kann am Abend einen frischen Salat zu sich nehmen. Auf diese Weise nimmt die Aufnahme der Kohlenhydrate im Verlaufe des Tages stetig ab, was einer schlanken Figur sehr zuträglich ist. Auch gelingt ein Abnehmen auf diese Art wesentlich besser. Abends sollten daher vorzugsweise leichte Gerichte verzehrt werden, damit der Magen über Nacht nicht zu stark mit dem Verdauen beschäftigt ist und sich kein Zuviel an Kohlenhydraten ansetzen kann.

Keine Kohlenhydrate – verbessertes Wachstum

Werden nun jedoch abends weniger bis keine Kohlenhydrate verzehrt, wird der Insulinspiegel im Organismus des Menschen ausreichend niedrig gehalten. Dies hat ein Aktivieren des Wachstumshormons Somatotropin zur Folge, welches als natürlicher Fatburner bekannt geworden ist. Dieses wiederum zeigt positive Wirkungen gegen das Übergewicht. Es trägt zur Stabilität des Blutzuckerspiegels bei, baut Muskeln auf und Fett ab. Personen, die über mehr Muskelmasse verfügen, verbrauchen dadurch sogar im Ruhezustand wesentlich mehr Kalorien. Wer also am Abend standhaft bleibt und auf Rezepte mit so wenig Kohlenhydraten wie nur möglich setzt, kann ohne Mühe bis zu zwei Kilogramm je Monat verlieren. Zu berücksichtigen gilt, dass dies allerdings ausschließlich mit einer negativen Energiebilanz möglich ist. Dies bedeutet, dass über den gesamten Tag verteilt wesentlich mehr Kalorien verbraucht werden müssen, als mit der Nahrung zu sich genommen werden.

Alte Gewohnheiten ablegen – selbst Kochen ist angesagt

Zahlreiche Menschen haben Probleme damit, ihre alten, über viele Jahre oder sogar Jahrzehnte hinweg gepflegten Gewohnheiten bezüglich des klassischen Abendbrots ohne weiteres zu ändern und auf Mahlzeiten nach dem Low Carb Prinzip umzusteigen. Daher sollte zunächst mit ein oder zwei Abenden je Woche mit dem Verzicht auf Kohlenhydraten begonnen werden. Anstelle der bisherigen Kohlenhydrate treten nun sättigende Eiweiße. Diese finden sich in Eiweißshakes, aber auch Fisch, Käse, magerem Fleisch, Salaten, Tofu und Quark. Bei Obst sollte man Vorsicht walten lassen, da hier ein hoher Fruchtzuckeranteil vorliegt. Dieser wiederum enthält viele Kohlenhydrate. Empfehlenswert ist der Verzehr von Gemüsewürfeln.

Kohlenhydratarm essen mit Low Carb

Low Carb bedeutet wenig Kohlenhydrate. Bekannt wurde diese Diät-Form in den 1970er Jahren durch Dr. Atkins. Der Arzt und Ernährungsforscher setzte in der damaligen Zeit auf eine protein- und fetthaltige Ernährung, wobei die Anzahl der Kohlenhydrate auf weniger als 35 Gramm je Tag sank. Zwischenzeitlich gibt es weitere Variationen, bei denen die Kohlenhydratmenge nicht mehr so krass gesenkt erscheint. So existieren beispielsweise neben dem New York Body Plan die South-Beach Diät sowie die Glyx- und Logi-Diät. Manche dieser Diäten aus dem Low Carb Spektrum verringern nicht nur die Menge der Kohlenhydrate, sondern legen auch Wert auf die Auswahl derselben.

Das Funktionsprinzip von Low Carb

Im Rahmen der Ernährung nach Low Carb wird der Kohlenhydrat-Anteil, bestehend aus Stärke und Zucker, maßgeblich gesenkt. Dahingegen sind Fette und Eiweiß faktisch unbegrenzt verzehrbar. In den meisten Fällen wird die Low Carb Diät in drei Bereiche gegliedert, wobei im ersten Zeitraum nahezu gänzlich auf Nahrung mit Kohlenhydraten verzichtet wird. Im zweiten Zeitraum dürfen nach und nach geringe Mengen an Kohlenhydraten wieder in die Ernährung eingegliedert werden. Der letzte Bereich umfasst die Zielsetzung des Haltens des somit erreichten Gewichts, gestattet ist eine tägliche Menge von komplexen Kohlenhydraten. Hierunter befinden sich Kohlenhydrate, bestehend aus Gemüse, Hülsenfrüchte oder Vollkorn.

Was bei Low Carb verzehrt werden darf

Während der Ernährungsform Low Carb wird vorrangig sehr viel Gemüse und Salat gegessen. Zwar ist Obst auch erlaubt, aber nur in geringen Maßen, da hier teilweise sehr viele Kohlenhydrate enthalten sind. Ergänzend werden eiweißreiche Nahrungsmittel wie Fisch, Fleisch und Milchprodukte verzehrt. Auch fettreiche Nüsse und pflanzliche Fette passen in den Low Carb Ernährungsplan.

Dahingegen sollte auf sämtliche Lebensmittel, die besonders reich an Kohlenhydraten sind, verzichtet werden. Hierzu zählen unter anderem

1. Brot
2. Chips
3. Fast Food
4. Kartoffeln
5. Kekse
6. Kuchen
7. Nudeln
8. Süßigkeiten

Eine Vielzahl von Low Carb Diäten arbeiten mit dem so genannten Glykämischen Index. Dieser wird durch die Zusammensetzung der Kohlenhydrate bestimmt. Nahrungsmittel, die einen hohen Gl enthalten, sollten grundsätzlich vermieden werden. Diese haben den Nachteil, dass sie einen zu schnellen

Blutzuckerspiegelanstieg und –abfall hervorrufen. Figurbewussten Menschen wird daher empfohlen, auf sämtliche Backwaren, Kartoffelprodukte, Nudeln aus weißem Mehl und stark zuckerhaltige Nahrungsmittel zu verzichten. Kohlenhydrate mit einem minimalen Gl können allerdings in Maßen zu sich genommen werden. Hierzu zählen Hülsenfrüchte, Obst und Produkte aus Vollkorn.

Unterschiede bei Kohlenhydraten

Neben Eiweiß und Fett spielen Kohlenhydrate in der Nahrung des Menschen eine wichtige Rolle in Bezug auf die kurzfristige Gewinnung von Energien. Unterschieden werden einfache und komplexe Kohlenhydrate. Die einfachen Kohlenhydrate gelangen ohne Umschweife ins Blut und stehen sofort zur Verfügung, während die komplexen Kohlenhydrate sich erst aufspalten müssen, um dann auf langsameren Weg ins Blut zu gelangen. Durch einen schnellen Anstieg des Blutzuckers kommt es zu einer vermehrten Ausschüttung des Hormons Insulin. Dadurch entstehen die bei abnehmwilligen Menschen gefürchteten Heißhungerattacken. Fachleute haben herausgefunden, dass durch einen zu schnell ansteigenden Blutzuckerspiegel bedingte gehäufte Insulinschübe zur Verhinderung des Fettabbaus im Organismus des Menschen beitragen respektive eine Förderung von Fetteinlagerungen herbeirufen. Hierdurch entsteht auf lange Sicht auch die Zuckerkrankheit.

Low Carb Diäten kurz vorgestellt

Menschen, die sich nach Low Carb ernähren, werden mitunter dauerhaft ihre Ernährungsweise auf eine kohlenhydratarme Ernährung umstellen. Im Folgenden stellen ich Ihnen einige bekannte Low Carb Diäten ein wenig näher vor.

Die Atkins-Diät

Zu Beginn werden in den ersten beiden Wochen weniger als 20 g an Kohlenhydraten pro Tag verzehrt. Erlaubt sind Eier, Fisch, Fleisch, Käse und Gemüsesorten mit weniger als 10 % an Kohlenhydraten. Getrunken werden dürfen entkoffeinierter Kaffee, Kräutertees und Wasser.
Nach den beiden Wochen gesellen sich Beeren, Hülsenfrüchte, Nüsse, Samen und weiteres Gemüse hinzu. Je Woche dürfen die Kohlenhydrate um 5 g täglich erhöht werden, bis letztlich ein Bedarf zwischen 40 und 60 g erreicht ist.
Die Vorteile der Atkins Diät liegen in der Integrationsmöglichkeit in den normalen Alltag, einem minimalen Hungergefühl sowie optimalen Erfolgen bei der Gewichtsreduktion zu sehen. Nachteilig könnten sich für viele Personen die Zuführung von zu wenigen Ballaststoffen, zu viel Fett und Eiweiß sowie der komplette Verzicht auf Zucker auswirken.

Die Glyx Diät

Bei der Glyx Diät spielen die Anteile von Fett, Kalorien, Kohlenhydrate und Proteine in der Nahrung eine

untergeordnete Rolle. Hierbei kommt es eher darauf an, wie die Kohlenhydrate auf den Blutzuckerspiegel wirken. Dieser Wirkungsgrad wird wie folgt bemessen: Werte unter 50 gelten als gut, Werte von 55 bis 75 mittelwertig und Werte von 75 bis 100 gelten als hoch. Das Ziel der Ernährung nach dem Glyx Prinzip besteht in einer Ernährung mit zahlreichen niedrigen und wenigen mittleren Glyx Werten.
Erlaubt bei dieser Diät sind Eier, Fisch, Geflügel, Gemüse, Hülsenfrüchte, Milcherzeugnisse, Nüsse, Obst, Pflanzenöle und Vollkornprodukte. Nicht verzehrt werden dürfen geschälter Reis, Kartoffeln, Produkte aus Weißmehl und Zucker.
In Verbindung mit Sport bildet die Glyx Diät eine abwechslungsreiche Ernährung. Nachteile dieser Diät sind in den erhöhten Anteilen von Eiweiß und Fett zu sehen.

Die New York Diät

Die New York Diät basiert ebenfalls auf den Verzicht von alkoholischen Getränken, Weißmehlprodukten und Zucker. Pro Tag muss ein recht anspruchsvolles Sportprogramm absolviert werden.
In den ersten beiden Wochen wird komplett auf Fette, Kohlenhydrate und Zucker verzichtet. An deren Stelle treten Eiweiß, Fisch, mageres Fleisch, Gemüse und Salate. Anschließend wird der Speiseplan um Produkte aus Milch und Vollkorn sowie Obst und ein wenig Fett ergänzt.
Die Ernährung nach der New York Diät sollte nun auf Dauer inklusive des Sportprogramms beibehalten werden. In der dritten Phase gilt es, die neue Ernährung

und das Sportprogramm dauerhaft beizubehalten.

Abnehmen ohne Hungern dank Low Carb kein Problem mehr

Fett und Protein, die Hauptenergieträger der Low Carb Ernährung, sättigen besser als Kohlenhydrate. Zudem tragen sie zu einer verbesserten Insulinausschüttung bei. Aus diesem Grund kommt es bei der Low Carb Diät auch zu einer Reduzierung des Hungergefühls. Zahlreiche durchgeführte Untersuchungen haben die positive Wirkung einer schnelleren Abnahme durch Low Carb bestätigt.

Personen, die sich an einer gemäßigte Ernährung nach dem Low Carb Prinzip orientieren, können mit guten Abnehmerfolgen rechnen und maßgeblich einen Beitrag zur Prophylaxe gegen Diabetes leisten.

Die Durchführung der Low Carb Ernährung ist nicht immer ganz einfach, es wird eine gewisse Kenntnis über verschiedene Nahrungsmittel und deren Zusammensetzung benötigt. Schließlich kann Low Carb auch nur dann funktionieren, wenn die gesamte Zufuhr an Kalorien über den kompletten Tag verteilt gesenkt wird und somit die Energiebilanz ins Reine gebracht wird. Sinn macht es auf jeden Fall, auf Nahrungsmittel zu verzichten, die eine hohe Menge an einfachen Kohlenhydraten enthalten.

Und nun wünsche ich Ihnen viel Vergnügen beim Nachkochen und einen guten Appetit!

Ihr Matthias Schiller

Pfannengerichte

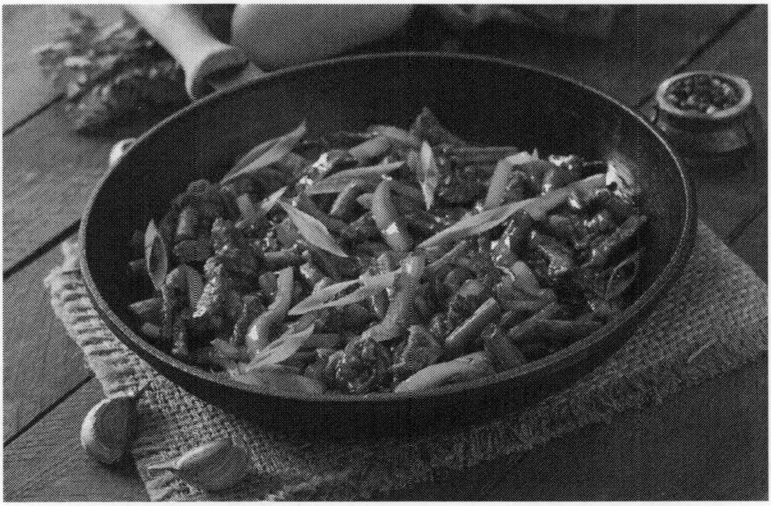

Pfannengerührtes Gyros

Kcal 154 | Eiweiß 14,2 g | Fett 7,8 g | Kohlenhydrate 3,8 g pro 100 g
2 Portionen

Zutaten
180 g Gyros, fertig gewürzt
65 griechischer Joghurt
½ Zehe Knoblauch
¼ Gurke (geraspelt, als Salat)
2 große Gemüsetaler (Rezept aus Eiweissmehl.de)
1 TL Dill
Pfeffer, Salz
Oregano (frisch)

Zubereitung
1. Erhitzen Sie eine beschichtete Pfanne und garen Sie das Gyros Fleisch mit etwas Olivenöl darin.
2. Geben Sie in eine zweite Pfanne eine Mischung aus Butter und Öl (50:50) und rösten Sie die fertigen Gemüsetaler darin an.
3. Währenddessen können Sie beginnen, die Gurke zu schneiden, zu schälen und das Innenleben der Gurke zu entnehmen. Raspeln Sie nun die Gurke und mischen Sie diese mit Joghurt, der gepressten Zehe Knoblauch und den Gewürzen. Vermengen Sie den Tsatsiki gut und würzen Sie es nach Belieben.
4. Richten Sie das Gyros und die Gemüsetaler auf zwei Teller an und reichen Sie dazu den Tsatsiki.

Rindfleischfrikadellen mit frischem Blattspinat

Kcal 322 | Eiweiß 24,8 g | Fett 18,4 g | Kohlenhydrate 3,2 g pro 100 g
2 Portionen

Zutaten
225 g frischen Blattspinat
180 g frisches Rinderhackfleisch
½ Zwiebel
1 Ei
1 Zehe Knoblauch
½ TL Kapern
½ TL Senf
1 TL Olivenöl
Etwas frischer Oregano
Muskat, Salz, Pfeffer

Zubereitung

1. Schneiden Sie die geschälte Zwiebel in feine Würfel und braten Sie diese in einer beschichteten Pfanne in Öl an. Anschließend lassen Sie diese abkühlen und hacken die Kapern klein.
2. Geben Sie das Rinderhackfleisch in eine Schüssel. Trennen Sie Eigelb und Eiweiß. Fügen Sie das Eigelb dem Hackfleisch hinzu. Würzen Sie mit Oregano, Senf, Muskat, Kapern, Pfeffer und Salz. Kneten Sie alles gut durch. Nun können Sie die Zwiebeln hinzufügen und nochmals alles gut durchkneten und abschmecken. Aus der Hackfleischmasse formen Sie nun 5 bis 6 Frikadellen.
3. Zerdrücken Sie mit der flachen Messerschneide den ungeschälten Knoblauch. Sie kommen

zusammen mit dem restlichen Öl in die Pfanne und werden erhitzt. Nun braten Sie darin die geformten Frikadellen von jeder Seite ca. 3 bis 5 Minuten.

4. Erwärmen Sie Wasser in einem großen Topf, der einen Dampfaufsatz besitzt. Füllen Sie den Spinat in den Aufsatz und dämpfen Sie ihn 8 bis 10 Minuten.

Vegane Gemüsepfanne mit Kokos

Kohlenhydrate 0 g pro 100 g
1 Portion

Zutaten
125 g Zucchini
180 g Champignons
140 g Tomaten
140 g Karotten
185 g Lauch
3 TL Kokosöl
½ rote Zwiebel
Salz und Pfeffer
Nach Belieben frische Kräuter (etwa Oregano, Basilikum oder Thymian)

Zubereitung

1. Waschen Sie zuerst das Gemüse und putzen Sie es.
2. Dann wird das Kokosöl in einer großen Pfanne erhitzt. Braten Sie anfangs die gewürfelten Karotten und Zwiebeln an, bevor Sie dann die in Scheiben geschnittenen Champignons dazugeben.
3. Jetzt kommen die Zucchini-Stücke dazu. Am Ende werden die Lauchringe und die Tomatenwürfel dazu gegeben. Schmecken Sie alles mit Pfeffer und Salz ab.
4. Das Gericht kann auch mit Käse überbacken werden. Als Beilage eignet sich hervorragend Fisch oder Fleisch.

Würziges Gulasch

Kcal 160 | Eiweiß 13,0 g | Fett 8,6 g | Kohlenhydrate 5,9 g pro 100 g
2 Portionen

Zutaten

275 g Rindergulasch
375 g Sauerkraut
225 ml alkoholfreies Malzbier
45 g Speckwürfel
1 EL Sonnenblumenöl
Salz, weißer Pfeffer, Paprikapulver
40 g Ajvar, je nach Geschmack
3 TL Tomatenmark (ungewürzt)
½ Würfel Gemüsebrühe

Zubereitung

1. Für das Gulasch erhitzen Sie Öl in einer beschichteten Pfanne und braten das Fleisch von allen Seiten gut an, bis es leicht gebräunt ist.
2. Hat das Fleisch eine schöne Farbe, löschen Sie es mit Malzbier ab. Reduzieren Sie nun die Hitze auf mittlere Stärke und fügen Sie Salz, Pfeffer, Paprikapulver, Tomatenmark, Ajvar und Gemüsebrühe hinzu.
3. Rühren Sie das Gulasch gut durch und lassen sie es 1,5 bis 2 Stunden schmoren. Entweder lassen Sie die Pfanne auf dem Herd bei mittlerer Hitze stehen oder Sie können das Gulasch auch im vorgeheizten Backofen (E-Herd: 200 °C, Umluft: 175 °C, Gas: Stufe 3) schmoren lassen. Rühren Sie zwischendurch immer wieder um.
4. Während das Gulasch schmort, bereiten Sie das Sauerkraut zu: Dafür erhitzen Sie eine tiefe

Pfanne – sie sollte ausreichend Platz bieten, da später auch das Gulasch in die Pfanne kommt – und dünsten Sie den Speck an.

5. Kippen Sie das Sauerkraut und die Brühe in die Pfanne und garen Sie das Sauerkraut bei leichter bis mittlerer Temperatur etwa 20 Minuten. Rühren Sie mehrmals um.
6. Wenn das Gulasch fertig gegart ist, fügen Sie es in die Sauerkraut Pfanne hinzu und heben es unter die Kraut-Speck-Mischung.

Hackfleischpfanne mit Chinakohl und Frühlingsgemüse

Kcal 154 | Eiweiß 9,1 g | Fett 13,1 g | Kohlenhydrate 1,3 g pro 100 g
1 Portion

Zutaten
160 g Hackfleisch
50 g Champignons, frisch
130 g Chinakohl, frisch
25 ml Sojasauce
1/4 Bund Frühlingszwiebeln
Knoblauch nach Geschmack
1 EL Oliveenöl bzw. Erdnussöl
Pfeffer, Paprikapulver edelsüß und scharf

Zubereitung

1. Putzen Sie zunächst das Gemüse und vierteln den Chinakohl. Diesen dann in Streifen schneiden. Schneiden Sie die Frühlingszwiebeln schräg in Stückchen und die Champignons in Scheiben.
2. Etwas Öl in einer Pfanne erhitzen, um das

Hackfleisch darin anzubraten. Schweine-, Rinder- oder Gemischtes Hack sind hierbei Ihrem Geschmack überlassen.

3. Braten Sie am Ende Champignons und Frühlingszwiebeln mit und würzen Sie nach Ihrem Geschmack. Pressen Sie den Knoblauch in die Pfanne und rühren Sie noch einmal kräftig durch.
4. Geben Sie nun Sojasoße dazu und mischen Sie alles gut durch.
5. Den Chinakohl sollten Sie zuletzt dazugeben und diesen die letzten 3-4 Minuten mit schmoren lassen. Danach können Sie anrichten und servieren.

Garnelenpfanne auf buntem Gemüsebett

Kcal 229 | Eiweiß 23,4 g | Fett 10,4 g | Kohlenhydrate 8 g pro 100 g
1 Portion

Zutaten
1 kleine Zucchini
5 Garnelen ohne Kopf
4 Cherrytomaten
4 kleine braune Champignons
Je ¼ rote und gelbe Paprikaschote
1 TL Olivenöl
1 Zehe Knoblauch
Etwas Zitronensaft
1 Rosmarinzweig
1 Thymianzweig
Salz und Pfeffer aus der Mühle

Zubereitung

1. Von den entschalten Garnelen beseitigen Sie den Darm. Schälen Sie daraufhin den Knoblauch und hacken ihn klein. Anschließend geben sie diesen mit etwa 1 EL Olivenöl in eine Schüssel mittlerer Größe, geben etwas Salz und Pfeffer hinzu und legen die Garnelen darin ein um sie kurz ziehen zu lassen.
2. Bitte vierteln Sie die Zucchini der Länge nach und schneiden sie anschließend in kleine Stücke. Entfernen Sie an der Paprika das Kerngehäuse, waschen diese und schneiden Sie sie ebenfalls in kleine Stücke. Die Champignons sollten Sie putzen, die Cherrytomaten waschen und beides vierteln. Hacken Sie auch den restlichen Knoblauch und Rosmarin klein.

3. Erwärmen Sie nun 1 EL Olivenöl in einer Pfanne und braten die Zucchini darin so lange an, bis die ersten Röstspuren erkennbar werden. Geben Sie nun Paprika, Tomaten, Knoblauch, Rosmarin und Thymianzweige hinzu und braten alles an. Schmecken Sie mit Salz und Pfeffer nach Ihrem Belieben ab. Zuletzt nehmen Sie das Gemüse aus der Pfanne und braten die durchgezogenen Garnelen darin an.
4. Zum Abschluss löschen Sie die Garnelen mit einem Schuss frischen Zitronensaft ab und richten alles zusammen an.

Cevapcici mit Blumenkohl

Kcal 169 | Eiweiß 11,3 g | Fett 11,6 g | Kohlenhydrate 2,2 g pro 100 g
2 Portionen

Zutaten
375 g fertige Cevapcici, Tiefkühlware
380 g frischer Blumenkohl, in Röschen geteilt
4 EL Ajvar

Zubereitung

1. Geben Sie etwas Öl in eine beschichtete Pfanne, erhitzen es gut und braten Sie die Cevapcici von allen Seiten scharf an.
2. Sobald die Cevapcici eine gute Röstung erhalten haben, können Sie die Hitze reduzieren und die Cevapcici durchgaren lassen.
3. Währenddessen geben Sie die Blumenkohlröschen mit ausreichend Wasser in einen Topf und lassen das Gemüse einmal aufkochen. Danach reduzieren Sie die Hitze auf die Hälfte und lassen den Blumenkohl schonend garen, bis er weich ist. Achtung: Das Wasser darf nicht mehr aufkochen!

Thai-Grillspieße mit Hähnchen und Paprika

Kcal 279 | Eiweiß 47,2 g | Fett 6,3 g | Kohlenhydrate 6,5 g pro 100 g
1 Portion

Zutaten
185 g Hähnchenbrust
Je ½ rote und gelbe Paprika
½ einer kleinen Zwiebeln
¼ Bund Koriander
Etwas Knoblauch
Etwas Zitronensaft
1 TL Kurkuma
Etwas Paprikapulver, edelsüß
1 TL Erdnussöl
Salz, Pfeffer

Zubereitung

1. Tupfen Sie die gewaschene Hähnchenbrust trocken und schneiden Sie diese in gleichgroße Stücke. Halbieren Sie die gewaschene Paprika und entfernen Sie Kerne und Trennwände. Dann schneiden Sie von der Paprika 2 x 2 cm große Würfelstücke. Die geschälte Zwiebel wird geachtelt. Anschließend trennen Sie die Zwiebelringe voneinander und hacken den Koriander fein.
2. Geben Sie Olivenöl, Paprikapulver und Kurkuma in eine Schüssel und verrühren Sie alles sorgfältig zu einer Marinade. Pressen Sie den Knoblauch dazu und den Saft der Zitrone. Tauchen Sie nun die Hähnchenbruststückchen in die Marinade und lassen sie eine Weile darin ziehen.

3. Tränken Sie die Holzspieße mit Wasser. Nun stecken Sie abwechselnd ein Stück mariniertes Fleisch bzw. Paprika und Zwiebel auf den Spieß.
4. Erhitzen Sie Öl in einer beschichteten Pfanne und braten Sie darin die Spieße von allen Seiten an, bis sie knusprig sind.

Schweinefilet mit bunter Frischkäse-Gemüse-Sauce

Kcal 155 | Eiweiß 18,1 g | Fett 7,8 g | Kohlenhydrate 2,2 g pro 100 g
2 Portionen

Zutaten
340 g Schweinefilet
50 g Kräuter-Frischkäse
70 ml Wasser
1 Zehe Knoblauch
2 TL Kokosöl
½ Paprika, gelb
½ Karotte
Salz, Paprikapulver scharf

Zubereitung
1. Zur Vorbereitung schneiden Sie das Schweinefilet in mundgerechte Würfel, raspeln die geputzte Karotte fein und schneiden Sie den gewaschenen Paprika in dünne Streifen.
2. Erhitzen Sie etwas Kokosöl in einer beschichteten Pfanne. Hat das Öl eine hohe Hitze erreicht, fügen Sie das Schweinefilet hinzu und garen es unter mehrmaligem Wenden durch.
3. Sobald das Fleisch fertig gegart ist, geben Sie es in einen tiefen Teller und stellen diesen beiseite. Zwischenzeitlich reduzieren Sie die Hitze der

Pfanne auf geringe Temperatur.

4. Nun können Sie die Paprika und Karotten sowie etwas Wasser in die Pfanne geben und das Gemüse schonend bei geringer Hitze dünsten.
5. Sobald das Gemüse bissfest ist, fügen Sie Frischkäse und Wasser hinzu, vermengen alles und fügen das Schweinefilet hinzu. Lassen Sie das Gericht noch einmal gut durch dünsten, pressen Sie den Knoblauch dazu, würzen Sie nach Geschmack und richten es in den tiefen Tellern an.

Orientalischer Seelachs mit Gemüse-Couscous und Tahini-Dressing

Eiweiß 45,0 g | Fett 20,0 g | Kohlenhydrate 10 g pro 100 g
2 Portionen

Zutaten

400 g Seelachsfilet (2 Stk.)
80 g griechischer Joghurt (10 % Fett)
400 g Blumenkohl (ca. ½)
1 rote Paprikaschote
½ große Zwiebel
3 TL Olivenöl
1 EL Butterschmalz
3 EL Kapern (Glas)
½ Zitrone
½ Bund glatte Petersilie
1 TL Tahina (Sesampaste)
Salz, Pfeffer
geräuchertes Paprikapulver, gemahlener Kreuzkümmel

Zubereitung

1. Die Zubereitung dieses Gerichts beginnt am Vortag: Für den Couscous die Paprika putzen, waschen und fein würfeln. Schälen Sie anschließend die Zwiebel und würfeln diese ebenfalls fein. Den Blumenkohl putzen, waschen und in kleine, mundgerechte Röschen teilen.
2. Zerkleinern Sie das Gemüse portionsweise im Universal-Zerkleinerer oder mit einem Küchenmesser, bis es feinkörnig ist.
3. Erhitzen Sie Öl in einer großen Pfanne. Fügen Sie die Paprika hinzu und dünsten Sie diese an. Fügen Sie nach kurzer Zeit die Zwiebel hinzu und braten Sie alles 1 bis 2 Minuten weiter. Geben Sie anschließend den Blumenkohl zu und lassen Sie das Gemüse unter mehrmaligem Wenden bei mittlerer Hitze etwa 5 Minuten braten. Nehmen Sie dann die Pfanne vom Herd und lassen Sie das Gemüse abkühlen.
4. Am nächsten Tag geht es weiter: Lassen Sie die Kapern gut abtropfen. Waschen Sie die Petersilie, schütteln Sie sie trocken und hacken Sie de Petersilie grob. Verrühren Sie anschließend das Joghurt mit Tahina und schmecken es mit Salz ab.
5. Waschen Sie die Zitrone heiß und reiben Sie die Schale fein ab. Danach halbieren Sie die Zitrone und pressen den Saft gründlich aus.
6. Spülen Sie den Fisch ab und trocknen Sie ihn. Mischen Sie Paprikapulver, Kreuzkümmel, 1 TL Salz und 1 TL Pfeffer und reiben diese Gewürzmischung gründlich in den Fisch ein.
7. Erhitzen Sie Butterschmalz in einer Pfanne bei

starker Hitze. Sobald das Schmalz heiß ist, braten Sie den Fisch darin bei starker Hitze von jeder Seite 2 Minuten an.

8. Fügen Sie Kapern, Zitronenschale, Zitronensaft zum Blumenkohl und schmecken Sie die Mischung nach Belieben mit Salz und Pfeffer ab. Heben Sie die Petersilie unter und richten das Gemüse mit dem Fisch und der Joghurt-Sauce an.

Italienisches Trikolore-Omelette

Kcal 370 | Eiweiß 19,0 g | Fett 29,0 g | Kohlenhydrate 5 g pro 100 g
3 Portionen

Zutaten

5 Eier
50 g Kirschtomaten
30 g junger Blattspinat
½ kleine Schalotte
1 TL Schlagsahne
3 TL Olivenöl
15 g Parmesan
1 TL Tomatenmark
2 TL Ziegenfrischkäse
5 EL rotes Pesto (Glas)
Frische Kräuter: Oregano, Basilikum, Rosmarin (insgesamt eine gute Hand voll)
Salz, Pfeffer, Muskat

Zubereitung

1. Für das gelbe Omelette: Schälen Sie die Schalotte und würfeln Sie sie fein. Verquirlen Sie 2 Eier mit der Sahne und würzen Sie die Mischung ausreichend mit Salz und Pfeffer.

2. Erhitzen Sie Öl in einer beschichteten Pfanne mit Deckel (Durchmesser: ca. 24 cm). Lassen Sie die Schalotte darin glasig andünsten.
3. Sobald die Schalotte glänzt, fügen Sie das Eier-Sahne-Gemisch hinzu. Lassen Sie das Omelette zugedeckt bei schwacher Hitze 6 bis 8 Minuten stocken.
4. Sobald das Omelette fertig ist, lassen Sie es vorsichtig aus der Pfanne auf einen Teller gleiten. Wischen Sie die Pfanne mit Küchenpapier sauber.
5. Für das grüne Omelette reiben Sie den Parmesan. Den geputzten, gewaschenen Spinat lassen Sie abtropfen. Die gewaschenen Kräuter werden trocken geschüttelt, davon die Blättchen abgezupft und fein gehackt.
6. Verquirlen Sie 2 Eier und würzen Sie die Mischung mit Salz, Pfeffer und Muskat.
7. Erhitzen Sie Öl in der Pfanne. Geben Sie Spinat und Kräuter in die heiße Pfanne und lassen Sie das Gemüse zusammenfallen.
8. Rühren Sie die verquirlte Eier ein und streuen Sie vorsichtig den Parmesan darüber. Geben Sie den Deckel auf die Pfanne und lassen Sie das Omelette zugedeckt bei schwacher Hitze 6–8 Minuten stocken.
9. Ist das zweite Omelette fertig gegart, lassen Sie es vorsichtig direkt auf das gelbe Omelette gleiten.
10. Für das rote Omelett vierteln Sie die gewaschenen Tomaten.
11. Verrühren Sie 2 Eier mit dem Tomatenmark und würzen Sie die Mischung mit Salz und Pfeffer.

12. Erhitzen Sie Öl in der Pfanne und braten Sie die Tomaten kurz an.
13. Fügen Sie die verquirlten Eier hinzu und verteilen Sie den Ziegenkäse in Flöckchen gleichmäßig darauf. Lassen Sie das letzte Omelette zugedeckt bei schwacher Hitze 6 bis 8 Minuten stocken.
14. Ist das rote Omelette fertig, lassen Sie es aus der Pfanne auf das grüne Omelett gleiten.
15. Wickeln Sie die drei Omeletts vorsichtig in Pergamentpapier ein, anschließend wickeln Sie noch Alufolie darüber. Beschweren Sie die Omelette mit einem Brett und lassen Sie alles mindestens 1 Stunde kalt rasten.
16. Danach das Omelette mit Pesto servieren.

Pouladebrust aus dem Ofen auf buntem Gemüsebett

Kcal 286 | Eiweiß 30,7 g | Fett 15,6 g | Kohlenhydrate 5,3 g pro 100 g
1 Portion

Zutaten

150 g Hähnchenbrustfilet
40 g geriebenen Gouda
1 EL Olivenöl
Je 1 rote Paprika, Möhre, Schalotte
Frischer Basilikum (etwa 2 Stiele)
Knoblauch nach Geschmack
Salz und Pfeffer

Zubereitung

1. Zunächst werden die gewaschenen Hähnchenbrustfilets trocken getupft und in einen Bogen Backpapier eingeschlagen. Klopfen

Sie das Fleisch mit einem Nudelholz, bis es eine gleichmäßige Höhe hat. Wickeln Sie das Fleisch wieder aus und würzen es.

2. Die Paprika werden halbiert und von Trennwänden und Kernen befreit. Schneiden Sie die Paprika anschließend in 1 cm breite Streifen. Die Möhren werden geschält und in dünne Streifen von ca. 4 cm Länge geschnitten. Die geschälten Schalotten und der Knoblauch werden fein gewürfelt.
3. Heizen Sie den Backofen auf 180 °C vor. Dann erhitzen Sie Öl in der Pfanne. Geben Sie nun die Hähnchenbrustfilets in das Öl und braten sie leicht braun an. Legen Sie die Filets anschließend in eine Auflaufform, die mit Alufolie abgedeckt und beiseite gestellt wird.
4. Die Schalotten braten Sie in der gleichen Pfanne leicht an und geben dann Knoblauch, Paprika und Möhren dazu. Die Mischung braten Sie weitere 5 Minuten.
5. Geben Sie das angebratene Gemüse auf die Hähnchenbrustfilets in die Auflaufform und streuen Sie den Käse darüber. Schieben Sie die Auflaufform auf die oberste Schiene in den Backofen und grillen alles für 10 Minuten, bis es goldbraun ist. Frische Basilikumblätter darüberstreuen und servieren.

Deftige Kohlsprossen-Steak-Pfanne mit pochiertem Ei

Kcal 300 | Eiweiß 40,0 g | Fett 13,0 g | Kohlenhydrate 4 g pro 100 g
2 Portionen

Zutaten
300 g Rumpsteaks (2 Stk.)
225 g Rosenkohl
2 Eier
Spritzer Limettensaft
½ kleine Zwiebel
2 TL Ölivenöl
3 TL Rotweinessig
Eine Hand voll frische Kräuter: Petersilie, Thymian
Salz, Pfeffer

Zubereitung

1. Stellen Sie einen Topf mit Salzwasser auf den Topf und lassen Sie das Wasser kochen.
2. Halbieren Sie den geputzten und gewaschenen Rosenkohl und geben sie ihn in das kochende Salzwasser, wo Sie ihn 4 bis 5 Minuten garen lassen.
3. Gießen Sie den Rosenkohl ab, schrecken Sie ihn mit kaltem Wasser ab und lassen Sie ihn gut abtropfen.
4. Nun würfeln Sie die geschälte Zwiebel fein.
5. Tupfen Sie die Steaks mit einem Küchenpapier trocken. Schneiden Sie anschließend den Fett Rand mehrfach ein, das verhindert, dass die Steaks sich während dem Braten wölben.
6. Erhitzen Sie 1 EL Öl in einer großen Pfanne. Sobald das Öl stark erhitzt ist, geben Sie die 2

Steaks in die Pfanne und braten Sie diese darin bei starker Hitze von jeder Seite ca. 3 Minuten an. Würzen Sie die Steaks anschließend mit Salz und Pfeffer. Verfahren Sie mit den übrigen Steaks ebenso. Nehmen Sie die fertigen Steaks jeweils aus der Pfanne und wickeln Sie diese in Alufolie, um Sie ruhen zu lassen.

7. Geben Sie etwa 1,5 l Wasser in einen weiten Topf und fügen Sie den Essig hinzu. Bringen Sie die Wasser-Essig-Mischung zum Sieden.
8. Geben Sie den Rosenkohl und die Zwiebel in die Steak-Pfanne und braten Sie das Gemüse im Steakbratfett unter Wenden 5 Minuten lang. Waschen Sie die Kräuter, schütteln Sie sie trocken, zupfen Sie die Blättchen ab und heben Sie diese unter. Schmecken Sie alles mit Salz, Pfeffer und Limettensaft ab.
9. Schlagen Sie die Eier vorsichtig an Tassenrändern auf und lassen Sie sie nacheinander zügig ins Wasser gleiten. Ziehen Sie das Eiweiß mit zwei Esslöffeln über das Eigelb und achten Sie dabei darauf, dass es nicht zu sehr ausfranst.
10. Lassen Sie die Eier etwa 2 Minuten pochieren und heben Sie sie anschließend mit einer Schaumkelle vorsichtig aus dem Wasser.
11. Richten Sie die Steaks mit Rosenkohl und den Eiern an.

Feurig-indisches Lammcurry

Kcal 471 | Eiweiß 34,9 g | Fett 34,6 g | Kohlenhydrate 4,5 g pro 100 g
2 Portionen

Zutaten

130 g Tomaten aus der Dose (Stücke)
350 g Lammfleisch aus der Schulter
175 ml Wasser
1 kleine Zwiebel
1 rote Chilischote
15 g frisch geriebener Ingwer
2 Zehen Knoblauch
½ Bund Koriander
½ TL Pimentkörner
½ TL Garam Masala
½ Sternanis
1 TL Currypulver
1 TL Harissa
Salz & Pfeffer aus der Mühle

Zubereitung

1. Zu Beginn werden Zwiebeln, Ingwer und Knoblauch geschält und fein gewürfelt. Die Chilischoten waschen Sie und die Pimentkörner zerstoßen Sie mit einem Mörser. Als nächstes waschen Sie den Koriander, trocknen ihn und entfernen die Blätter von den Stielen, welche Sie klein hacken.
2. Als nächstes entfernen Sie Fett und Sehnen vom Lammfleisch, schneiden es in etwa 3 cm große Stücke und braten es in einem Topf mit Öl bei starker Hitzezufuhr rundherum an. Harissa, Knoblauch und Ingwer braten Sie kurz mit und

würzen alles mit Salz und Pfeffer.

3. Zuletzt geben Sie die Pimentkörner zusammen mit Sternanis, Currypulver, den gehackten Korianderstielen und Garam Masala hinzu und braten alles weitere 2 Minuten. Nun können Sie die Tomaten aus der Dose hinzugeben und alles kurz aufkochen lassen. Zunächst füllen Sie alles mit Wasser auf, dann geben Sie Pfeffer und Salz hinzu und lassen es bei mittlerer Hitze unter gelegentlichem Umrühren 70 Minuten garen.
4. Füllen Sie das Lammcurry in portionsweise in Schüsseln und servieren es mit den Korianderblättern. Als Dipp eignet sich etwas Sojajoghurt mit einem Schuss Zitronensaft.

Asiatisch marinierter Lachs auf buntem Gemüse

Kohlenhydrate 2 g pro 100 g

Für 2 Portionen

Zutaten

2 Stück Lachsfilets
2 Stück Zucchini
1 Schuss Erdnussöl
1 TL Crème fraîche
2 Stück Möhren
2 EL Gemüsebrühe
½ Zwiebel
Etwas frisch geriebener Ingwer
Chilipulver
1 Zehe Knoblauch
1 TL Reiswein
1 TL Sojasauce
Salz, Pfeffer

Zubereitung

1. Die Lachsfilets werden vorsichtig aufgetaut. Schneiden Sie nun die Möhren und Zucchini in dünne Scheiben.
2. Jetzt können Sie den Wok erhitzen. Dafür geben Sie einen Schuss Öl hinein. Zuerst werden die Zwiebeln angeschwitzt, bis sie leicht angebräunt sind. Anschließend brät man die Möhren an und zuletzt gibt man die Zucchini dazu.
3. Würzen Sie alles gut und lassen Sie die Gemüse-Mischung auf mittlerer Hitze mit geschlossenem Deckel kochen, bis es weich wird.
4. In einer anderen Pfanne werden die Lachsfilets gegart. Sind sie gut durch, werden diese zum Gemüse gegeben und leicht zerkleinert.
5. Nun geben Sie noch Crème fraîche hinzu.

Fischfilets auf Salat Caprese mit Pestosauce

Kcal 669 | Eiweiß 27,7 g | Fett 51,0 g | Kohlenhydrate 6,5 g pro 100 g
2 Portionen

Zutaten
200 g Fischfilets
45 ml Pinot Grigio (italienischer Weißwein)
40 ml Sahne
1 Zitrone
4 EL Pesto (selbstgemacht)
2 Tomaten
½ Mozzarella
5 TL Balsamico Bianco
3 TL Butter
Prise Zucker, braun
Salz, Pfeffer

Zubereitung

1. Heizen Sie Ihren Backofen auf 50 Grad vor. Währenddessen können Sie die gewaschenen Tomaten in Scheiben schneiden. Jeweils zwei bis drei dieser Scheiben legen Sie danach auf einen Teller und belegen sie anschließend mit ein bis zwei Scheiben Mozzarella. Danach stellen Sie die Teller zum Erwärmen in den mittlerweile vorgeheizten Backofen.
2. Nun beträufeln die Fischfilets mit dem Saft der Zitronen, welche Sie zuvor auspressen. Anschließend würzen Sie diese mit Salz und Pfeffer. Lassen Sie danach Butter in einer Pfanne zergehen und braten Sie die Fischfilets maximal 3 Minuten von jeder Seite. Nun geben Sie die Fischfilets in eine feuerfeste Form und stellen

diese für 10 bis 15 Minuten bei Umluft und 150 Grad in den Backofen.

3. In die noch heiße Pfanne geben Sie den Wein. Lösen Sie den Bratensatz der Fischfilets ab und lassen ihn kurz aufkochen. Nun können Sie die Sahne hinzugeben. Rühren Sie zunächst Balsamicoessig und Pesto ein und schmecken am Ende mit den frischen, gehackten Kräutern, Zucker, Pfeffer und Salz ab.
4. Die Teller aus dem 50 Grad warmen Ofen nehmen Sie nun, verteilen zunächst die Soße darauf und richten dann die Filets darauf an, welche Sie abschließend mit Pesto bestreichen.

Griechisches Omelette mit Feta

Kcal 336 | Eiweiß 3,4 g | Fett 29,4 g | Kohlenhydrate 3,4 g pro 100 g
2 Portionen

Zutaten
80 g Feta
6 Eier
3 Tomaten
1 Bund Basilikum
1 Bund Rosmarin
Salz & Pfeffer
Olivenöl

Zubereitung

1. Würfeln Sie die entkernten Tomaten. Anschließend würzen Sie diese mit Salz und Pfeffer. Legen Sie sich 4 bis 6 Blätter Basilikum zur Seite und hacken den Rest der Kräuter grob.
2. Verschlagen Sie die Eier, würzen diese nach Belieben mit Salz und Pfeffer, auf Wunsch auch mit frischer Petersilie, geben die vorbereiteten Tomaten hinzu und verrühren das Ganze.
3. Erhitzen Sie Öl in einer Pfanne und geben dann Ihr Ei hinzu. Lassen sie es 1 bis 2 Minuten ziehen und streuen Sie Feta und den gehackten Basilikum hinein. Nun können Sie das Omelett fertig braten, bis es oben fest geworden ist.

Klassisch-italienische Bruschetta

Kcal 82 | Eiweiß 6,1 g | Fett 4,6 g | Kohlenhydrate 4,1 g pro 100 g
2 Portionen

Zutaten

2 Schreiben Low Carb Brot
Etwas Frischkäse
4 Cherrytomaten
1 Schalotte
1 Zehe Knoblauch
Olivenöl
frischer Basilikum
Salz & Pfeffer

Zubereitung

1. Waschen Sie Basilikumblätter und Tomaten und schälen Sie die Schalotten. Während die Basilikumblätter trocknen, würfeln Sie die Tomaten klein. Die Schalotten schneiden Sie in kleine Stücke. Das getrocknete Basilikum können Sie nun ebenfalls in kleine Stücke reißen. Zusammen mit einem Schuss Olivenöl können Sie nun alles in eine Schüssel geben und mit Salz und Pfeffer würzen.
2. Ihr Low Carb Brot schneiden Sie in Scheiben und braten es anschließend mit etwas Olivenöl von beiden Seiten an. Schälen Sie den Knoblauch, halbieren sie diesen und reiben Sie das, noch warme Brot damit ein. Zum Abschluss verteilen Sie Ihre Tomatenmischung auf den Brotscheiben und servieren alles noch heiß.

Kohlrabi-Hackfleisch-Auflauf

Kohlenhydrate 3 g pro 100 g
2 Portionen

Zutaten
225 g Hackfleisch vom Rind
2 Schalotten
2 Stück Kohlrabi
75 g Käse (gerieben)
90 g Kräuterfrischkäse
2 EL Tomatenmark
½ Becher Crème fraîche
½ Dose Tomate(n), stückig
1 Schuss Sahne
Rapsöl
Salz und Pfeffer

Zubereitung

1. Schneiden Sie den geschälten Kohlrabi in Scheiben. In Salzwasser wird er nun vorgekocht, bis er bissfest ist.
2. Jetzt wird das Hackfleisch in einer Pfanne mit etwas Öl angebraten. Die Schalotten werden hinzugegeben und so lange erhitzt, bis sie glasig ist. Geben Sie nun Tomatenmark dazu und lassen ihn kurz angehen. Mit den Dosentomaten wird das Tomatenmark abgelöscht. Der Kräuterfrischkäse wird nun hinzugefügt. Achten Sie auf dessen Konsistenz! Ist er zu dickflüssig, wird er mit etwas Sahne verdünnt. Lassen Sie die Soße ca. 5 Minuten köcheln und würzen Sie diese mit Salz und Pfeffer.
3. In einer Auflaufform schichten Sie nun

abwechselnd die Hackfleischsoße und die Kohlrabi-Scheiben, wobei Sie mit der Soße beginnen. Auf der letzten Schicht Crème fraîche verteilen und mit Käse bestreuen.

4. Im Backofen wird die Lasagne jetzt für ca. 25 Minuten gebacken, bis der Käse schön zerlaufen ist. Bei Umluft benötigen Sie 180° und bei Ober-/Unterhitze stellen Sie den Backofen auf 200° ein.

Low-Carb-Pancakes

Kcal 216 | Eiweiß 23,0 g | Fett 9,0 g | Kohlenhydrate 5,8 g pro 100 g
1 Portion

Zutaten
60 ml Milch
1 Ei
40 ml Wasser
35 g Eiweißpulver
35 g Traubenkernmehl
Etwas Öl zum Anbraten

Zubereitung

1. Zunächst sollten Sie alle Zutaten gut miteinander verrühren.
2. Geben Sie ein wenig Öl in eine heiße Pfanne und eine große Kelle Ihres Pfannkuchen Teigs hinzu. Braten Sie den Eierkuchen von beiden Seiten. Fertige Pfannkuchen stellen Sie bei geringer Hitzezufuhr im Ofen warm und machen den nächsten. Je nach Pfannengröße ergibt diese Teigmenge 4 bis 5 Pfannkuchen.
3. Zum Servieren nach Belieben entweder herzhaft oder süß belegen und einrollen.

Rüben-Würstchen-Pfanne

Kcal 138 | Eiweiß 9,6 g | Fett 8,9g | Kohlenhydrate 4,8 g pro 100 g
1 Portion

Zutaten
150 g Bratwürste (vom Rind)
300 g Stückrübe
Olivenöl
Salz, Pfeffer, Curry
2 EL frisch gehackte Petersilie

Zubereitung
1. Zur Vorbereitung stellen Sie einen Topf mit Wasser auf den Herd und erhitzen es, bis es kocht.
2. Schälen Sie die geputzte Steckrübe mit einem Messer und schneiden Sie die Ränder ab. Würfeln Sie die Steckrüben und geben Sie das Gemüse in das kochende Wasser. Kochen Sie nun die Steckrübe, bis sie weich ist und Sie diese mit der Gabel gut durchbrechen können. Achtung: Die Steckrübe sollte nicht zu lange kochen, da sie sonst ein kohlartiges Aroma erhält.
3. Sobald die Steckrübe fertig ist, sieben Sie das Wasser ab.
4. Schneiden Sie die Rinderwürstchen in feine Scheiben und braten Sie diese zusammen mit den gekochten Steckrübenwürfeln in einer erhitzten Pfanne mit Öl an.
5. Richten Sie das Gericht auf einem Teller an und würzen Sie nach Belieben mit Gewürzen und Kräutern.

Klassisches Omelette

Kcal 353 | Eiweiß 23,8 g | Fett 28,4 g | Kohlenhydrate 1 g pro 100 g
2 Portionen

Zutaten

6 Eier
2 EL Milch
2 EL kohlensäurehaltiges Mineralwasser
Butter zum Anbraten
Salz, Pfeffer
Nach Belieben: Paprikapulver
Nach Belieben: frische Kräuter

Zubereitung

1. Verquirlen Sie zunächst die Eier mit etwas Milch und dem Mineralwasser und würzen Sie die Masse danach mit etwas Pfeffer und Salz (und Gewürzen oder Kräutern nach Wahl).
2. Lassen Sie die Butter in einer heißen Pfanne zergehen und geben danach die Masse hinzu. Reduzieren Sie im Anschluss die Hitze, damit das Omelette nicht anbrät. Lassen Sie einfach die Masse bei wenig Hitze garen. Wird es zu heiß, nehmen Sie die Pfanne kurz vom Herd.
3. Wenn Sie gerne ein Omelette mit etwas mehr hätten als Ei, können Sie im Vorlauf Wunschzutaten in der Pfanne braten und später zur Masse hinzugeben. Hier eignen sich beispielsweise Meerestiere, Zwiebeln oder Gemüse.
4. Ist der gewünschte Gar Punkt erreicht, ziehen Sie Ihr Omelette einfach mit einer Gabel von einer Seite zur Gegenseite hin aus der Pfanne.

Leichte Lasagne mit Hüttenkäse und Tofu

Kcal 112 | Eiweiß 10,4 g | Fett 7,7 g | Kohlenhydrate 1,2 g pro 100 g
2 Portionen

Zutaten
225 g Hackfleisch vom Rind
250 g Tomaten aus der Dose, geschält
70 g Mozzarella
1 Zehe Knoblauch
120 g Tofu, fest
1 Schalotte
120 g Champignons, frisch
70 g Hüttenkäse, Magerstufe
2 EL Oliven schwarz, entsteint

Zubereitung

1. Bitte Heizen Sie Ihren Ofen auf 200 Grad vor.
2. Reiben Sie den Knoblauch und schneiden die geschälte Schalotte.
3. Braten Sie die Schalotte zusammen mit dem Hackfleisch an.
4. Geben Sie zum Schluss den Knoblauch hinzu und löschen anschließend mit den Dosentomaten ab. Nach eigenem Belieben können Sie nun mit Salz, Oregano und Pfeffer würzen.
5. Schneiden Sie die Champignons in Scheiben, braten diese ebenfalls an und geben Sie diese in die Soße. Anschließend vergessen Sie nicht diese unterzurühren.
6. Schneiden Sie den Tofu in dünne Scheiben. Falls zur Hand empfiehlt sich, dass Sie hierfür eine geeignete Reibe verwenden.
7. Wie von einer Lasagne gewohnt, schichten Sie

nun alles in eine Auflaufform. Beginnen und enden Sie hierbei mit Tomatensoße.
8. Als letzte Schicht legen Sie nun Hüttenkäse und Mozzarella darauf und geben alles in den Backofen bis der Käse, nach etwa 30 Minuten, leicht braun ist.

Scharfe Chili-Hänhchen-Pfanne mit Frühlingsgemüse

Kcal 48 | Eiweiß 9,5 g | Fett 0,8 g | Kohlenhydrate 1,5 g pro 100 g
2 Portionen

Zutaten
225 g Hähnchenbrustfilet
225 g Champignons frisch
150 g Chinakohl frisch
1 kleine Zwiebel
½ Paprika, grün
1 TL Chilisoße
10 ml Sojasoße
Etwas Chili, frisch
Chilipulver, Paprikapulver edelsüß, Paprikapulver scharf, Pfeffer

Zubereitung
1. Die Hähnchenbrust schneiden Sie einfach in Streifen und marinieren diese mit klein geschnittenen Chilis, Chilipulver und der Sojasoße. Wenn Sie mögen auch mit Sambal Olek. Letzteres ist jedoch, je nach Geschmack, optional.
2. Während die Marinade einwirkt, können Sie Gemüse in feine Streifen schneiden. Hier darf

gerne experimentiert werden. Die Zutatenliste dient nur als Vorschlag.

3. Braten Sie nun das Fleisch in der heißen Pfanne scharf an. Es empfiehlt sich etwas Öl, geht jedoch auch ohne.
4. Klein geschnittene Champignons und Zwiebeln hinzufügen und für kurze Zeit mit braten.
5. Geben Sie nach weiteren 1 bis 2 Minuten das Kaisergemüse hinzu und würzen Sie nach Belieben.
6. Zuletzt sollten Sie Paprika und Chinakohl beimischen und noch einmal etwa 2 bis 3 Minuten mit braten. Nun kann angerichtet und genossen werden.

Zucchini-Lauchzwiebel-Omelette

Kohlenhydrate 0 g pro 100 g
2 Portionen

Zutaten
4 Eier
2 kleine Zucchini
Frisch gehackter Schnittlauch
3 Stangen Lauchzwiebeln
Olivenöl
Salz und Pfeffer

Zubereitung
1. Schneiden Sie die gewaschenen Zucchini in Stücke. Die gewaschenen Lauchzwiebeln werden in Ringe geschnitten.
2. Braten Sie nun die geschnittenen Zucchini und Lauchzwiebeln in einer Pfanne bei mittlerer Hitze mit etwas Öl an.
3. Verquirlen Sie die Eier, geben Sie diese dazu und lassen Sie sie stocken, bis sie leicht anbräunen. Jetzt alles mit Salz und Pfeffer abschmecken. Richten Sie alles auf einem flachen Teller an und bestreuen Sie das Omelette mit Schnittlauchröllchen.

Griechische Lammkeulenpanne

Kohlenhydrate 2 g pro 100 g
2 Portionen

Zutaten
700 g Lammkeule, mit Knochen
90 g Schafskäse
70 ml Flüssigkeit vom Auskochen der Lammkeule
½ große Karotte
1 kleine Zwiebel
380 g Bohnen, grün
1 frischer Zweig Oregano
1 Dose Tomaten, stückig
½ Limette
½ Tube Tomatenmark
1 Zweig Bohnenkraut
2 Zehen Knoblauch
2 EL Olivenöl
Salz, Pfeffer, Paprikapulver

Zubereitung

1. Waschen Sie die Lammkeule und reiben Sie die Keule mit Salz, Pfeffer und Paprika ein. Danach werden die Karotten geschält und in dünne Scheiben geschnitten. Schneiden Sie nun die geputzten Zwiebeln in kleine Würfel.
2. Geben Sie die Hälfte der Zwiebelwürfel mit dem Rest ohne Wasser in eine beschichtete Pfanne. Schließen Sie den Deckel und garen Sie alles bei 150 Grad 4 Stunden lang.
3. Zwischenzeitlich werden die Bohnen gewaschen und in ca. 3 cm lange Stücke geschnitten. Zusammen mit der Hälfte es Bohnenkrauts

kommen die Bohnen nun für rund 25 Minuten in den Dampfgarer, bis sie bissfest sind.

4. In einer großen Pfanne wird die zweite Hälfte der Zwiebel glasig gedünstet. Braten Sie den Knoblauch in feinen Stücken mit. Danach geben Sie den Tomatenmark, die Tomatenstücke, Limettensaft und Zucker dazu. Alles wird mit Salz, Pfeffer und dem restlichen Bohnenkraut abgeschmeckt.
5. Ist die Lammkeule fertig, wird Sie aus dem Bräter genommen und 150 ml Bratensaft der Tomatensauce untergerührt. In die Tomatensauce kommen weiterhin die vorgegarten Bohnen und der gewürfelte Schafskäse. Jetzt wird alles noch kurz mit Deckel ruhen gelassen.
6. Die Lammkeule wird zum Schluss in Portionen aufgeteilt und auf den Tomatenbohnen angerichtet. Die Oreganoblättchen abzupfen und die Teller damit garnieren.

Asiatische Rindfleisch-Gemüse-Pfanne

Kcal 277 | Eiweiß 35,0 g | Fett 9,3 g | Kohlenhydrate 7,9 g pro 100 g
4 Portionen

Zutaten
375 g Brokkoli
7 Stück braune Champignons
500 g Rindersteak
2 Zwiebeln, rot
5 EL Sojasauce
1 rote Paprika
5 Zehen Knoblauch
1 EL Olivenöl
Zum Abschmecken: Fünf-Gewürze-Pulver, Kreuzkümmel, Pfeffer, Sojasauce,

Zubereitung

1. Schneiden Sie das Rindersteak in dünne Streifen. Anschließend wird das Gemüse gewaschen und zum Trocknen abgetupft. Trennen Sie die Brokkoli Röschen vom Stiel. Schälen Sie den Stiel und schneiden ihn in dünne Scheiben. Die Paprika wird in Streifen geschnitten, die Zwiebel geschält und gewürfelt. Schälen Sie den Knoblauch und schneiden ihn in dünne Scheiben. Die Champignons werden geputzt und geviertelt.
2. Erhitzen Sie das Öl in einer beschichteten Pfanne und braten Sie das Rindfleisch braun an. Nun werden Zwiebel und Knoblauch leicht angeschwitzt. Fügen Sie den Brokkoli hinzu und schwenken alles darin an. Anschließend können Sie das restliche Gemüse hinzugeben und alles leicht anbraten.

3. Geben Sie die Sojasoße und den Honig in ein Glas und füllen es anschließend mit warmem Wasser auf. Rühren Sie die Mischung gut durch und geben sie dann in die Pfanne. Lassen Sie das Gemüse eine Weile in der Soße köcheln. Mit Kreuzkümmel, Salz und Pfeffer sowie dem Fünf-Gewürze-Pulver wird dann alles gewürzt und gut verrührt.
4. Geben Sie nun das Fleisch in die Pfanne. Braten Sie alles zusammen noch einmal 5 bis 10 Minuten durch. Schmecken Sie es noch einmal gut ab. Anschließend können Sie servieren.

Dinkel-Flammkuchen mit Feta-Zucchini-Belag

Kohlenhydrate 6 g pro 100 g
2 Portionen

Zutaten
Hefeteig:
100 ml Wasser
200 g Dinkelmehl, fein
1 EL Olivenöl
¼ Würfel Hefe
1 TL Salz

Belag:
375 g Schafskäse, zerdrückt
120 g Frischkäse, natur
225 g grüne Zucchini (in Scheiben geschnitten)
225 g gelbe Zucchini (in Scheiben geschnitten)
1 EL Olivenöl
½ gelbe Zwiebel, gehackt
½ rote Zwiebel, gehackt

1 Zehe Knoblauch, fein gehackt
10 schwarze Oliven, in Ringe geschnitten
1 eingelegte scharfe Paprikaschote,
90 g Schmand
Salz, Pfeffer, Oregano getrocknet
Olivenöl, fürs Blech

Zubereitung

1. Für den Teig benötigen Sie frische Hefe, die Sie zusammen mit dem Salz und etwas vom Wasser verrühren. Lassen Sie alles abgedeckt für circa eine halbe Stunde stehen.
2. Aus dem restlichen Wasser, dem Mehl, dem Olivenöl und dem Hefe-Salz-Wasser kneten Sie einen lockeren Teig. Lassen Sie ihn zugedeckt stehen, bis er auf das doppelte Volumen aufgegangen ist.
3. Jetzt kümmern Sie sich um den Belag. Dafür erhitzen Sie etwas Olivenöl in einer beschichteten Pfanne und braten darin die Zucchini rundherum an. Dann wird die Hitze heruntergedreht. Die Zucchini sind fertig, wenn das ausgetretene Wasser verkocht ist. Erst danach werden die Zwiebeln und der Knoblauch dazu gegeben. Dünsten Sie alles kurz an und nehmen Sie es dann von der Kochplatte. Jetzt alles ca. 5 Minuten stehen lassen.
4. Nun wird der Schafskäse mit dem Schmand, dem Frischkäse, den Oliven und den Paprika verrührt. Anstatt den eingelegten Paprikaschoten können Sie auch eine rote Paprika und Chili verwenden. Würzen Sie alles gut. Achten Sie darauf, dass der Schafskäse von Natur aus schon sehr salzig ist.

5. Mischen Sie jetzt die Masse mit den Zucchini. Der Backofen kann jetzt auf 250° bei Verwendung von Ober-/Unterhitze vorgeheizt werden. Bereiten Sie jetzt ein tiefes Backblech vor, indem Sie es gut mit Olivenöl einfetten. Den aufgegangenen Hefeteig verteilen Sie gleichmäßig auf dem Backblech. Sie können dafür einen kleinen Teigroller verwenden oder den Hefeteig mit den Händen verteilen. Darauf wird dann die Zucchini-Schafskäse-Masse verteilt.
6. Bei 250° wird der Kuchen 10 Minuten lang gebacken. Danach wird der Backofen auf 180° heruntergedreht. Der Kuchen wird 30 Minuten lang weiter gebacken. Anschließend wird der Kuchen aus dem Backofen geholt. 10 Minuten sollte er auskühlen und kann dann serviert werden.

Antipasti-Omelette

Kcal 320 | Eiweiß 21,0 g | Fett 26,0 g | Kohlenhydrate 5 g pro 100 g
2 Portionen

Zutaten
35 g getrocknete Tomaten
25 g eingelegte Pilze
1 Bund Rauke
4 Eier
Salz, Pfeffer
2 TL Ölivenöl
25 g Mozzarella
Frische Basilikum- und Oreganoblättchen

Zubereitung

1. Lassen Sie die Antipasti abtropfen. Beginnen Sie danach, die Rauke (Rucola) zu putzen, abzuwaschen und abtropfen zu lassen. Jetzt schneiden Sie die Rauke klein. Etwas Rauke zum Bestreuen wird übrig gelassen und erst mal zur Seite gestellt.
2. Die geschnittene Rauke wird mit den Eiern verquirlt und mit Salz und Pfeffer gewürzt. Schneiden Sie 3/4 der Antipasti in kleine Stücke.
3. Erhitzen Sie jetzt 2 Pfannen (ca. 24 cm Ø). Dazu verwenden Sie je 1 TL Öl. In beide Pfannen dünsten Sie je 1/2 der kleingeschnittenen Antipasti für 2 bis 3 Minuten an. Je 1/2 der verquirlten Eier-Rauke-Masse wird nun dazugegeben und für ca. 10 Minuten bei mittlerer Hitze stocken gelassen. Die Omeletts können nun herausgenommen und warm gestellt werden.

4. Schneiden Sie nun den Mozzarella in kleine Stücke. Jetzt können Sie die Omeletts auf Tellern anrichten. Streuen Sie zum Abschluss Mozzarella und frische Kräuter über die Omeletts.

Perfekte Gans aus dem Ofen mit süß-saurem Rotkohl

Kcal 824 | Eiweiß 85,3 g | Fett 50,7 g | Kohlenhydrate 7 g pro 100 g
4 Portionen

Zutaten
Für die Gans:
½ Gans (2,5 kg)
1 Möhre
70 g Sellerie, Knollen
225 ml Gemüsebrühe
½ Bund Thymian
½ Bund Petersilie
½ Bund Majoran
Je ½ Orange, Zitrone
½ TL Rohrzucker
Etwas Sauerkirschkonfitüre

Für den Rotkohl:
450 g Rotkohl
90 ml Gemüsebrühe
10 g frischer Ingwer, gerieben
90 ml Sauerkirschsaft
1 Lorbeerblatt
2 Gewürznelken
Salz, Pfeffer

Zubereitung

1. Stellen Sie Ihren Backofen auf Umluft ein und heizen Sie ihn auf 150 °C vor. Befreien Sie die Gans von Federresten und sichtbarem Fett. Anschließend spülen Sie die Gans sorgfältig unter Wasser, tupfen sie trocken und würzen sie sowohl innen als auch außen mit Pfeffer und Salz. Die Kräuter Thymian, Petersilie und Majoran werden gewaschen und im gesamten Bund in die Gans gegeben.
2. Legen Sie die Gans mit der Brustseite nach unten in eine große Pfanne und füllen sie diese mit 500 ml Gemüsebrühe auf. Schieben Sie die Pfanne nun in den Backofen. Die Gans muss 4 Stunden braten, währenddessen sollten Sie den Braten regelmäßig wenden und mit Flüssigkeit übergießen.
3. Schälen Sie Sellerieknolle und Karotten. Schneiden sie alles in Scheiben. Nach 3 Stunden Bratzeit geben Sie die Gemüsescheiben in den Bräter. Pressen Sie eine Orange aus und schneiden Sie die zweite in dünne Scheiben. Die Zitrone wird ebenfalls ausgepresst. Stellen Sie alles beiseite.
4. Um den Rotkohl herzustellen, lösen Sie die Außenblätter vom Kohlkopf. Schneiden Sie den Rotkohl in Viertel und entfernen den Strunk. Nun können Sie entweder den Kohl mithilfe eines Gemüsehobels fein raspeln oder in dünne Streifen schneiden. Geben Sie die Kohlstückchen zum Waschen in ein Sieb und lassen sie ihn danach eine Weile abtropfen. Nun geben Sie den Kohl in einen großen Topf und übergießen ihn

mit Kirschsaft und Gemüsebrühe. Der Ingwer wird fein gerieben. Geben Sie ihn mit Pfeffer, Salz, Gewürznelken und Lorbeerblatt in den Rotkohltopf und lassen alles 40 Minuten garen.

5. Die Gans wird aus der Pfanne genommen und auf einen Grillrost gelegt. Bei 200 °C auf Umluft-Stufe wird sie nun für 20 – 30 Minuten goldbraun gegrillt. Schöpfen Sie das auf der Bratenflüssigkeit schwimmende Fett regelmäßig ab.
6. Gießen Sie die Bratenflüssigkeit und das Gemüse in einen Topf. Fügen Sie den Orangensaft und etwas Zitronensaft dazu. Lassen Sie alles aufkochen. Anschließend pürieren Sie das Gemüse im Bratensaft und schmecken alles mit Salz und Pfeffer ab.

Dinkel-Quiche mit Spinat-Oliven-Belag

Kohlenhydrate 5 g pro 100 g
Für 2 Portionen

Zutaten

Für den Teig:
275 ml Wasser
450 g Dinkelmehl, fein
40 ml Olivenöl
1 TL Salz

Für den Belag:
1100 g Blattspinat aus der Tiefkühltruhe
4 EL Olivenöl
175 g schwarze entsteinte Oliven
1 große Zwiebel
5 Zehen Knoblauch
1 Zweig frischer Thymian
Salz und Pfeffer

Für den Guss:
35 ml Sahne
6 Eigelb
Salz und Pfeffer

Zubereitung

1. Den Spinat auftauen lassen. Danach lassen Sie ihn gut abtropfen und drücken ihn etwas aus. Jetzt hacken Sie die Zwiebel und den Knoblauch fein.
2. Erhitzen Sie in einer großen Pfanne das Olivenöl. Dünsten Sie nun darin die Zwiebeln und den Knoblauch. Geben Sie den Spinat und den

Thymian dazu. Lassen Sie alles kurz durchköcheln und würzen Sie es mit Salz und Pfeffer. Schmecken Sie alles ab und lassen es auskühlen.

3. Mischen Sie das Mehl und das Salz für den Teig. Rühren Sie das Olivenöl und das Wasser darunter. Kneten Sie nun alles zu einem geschmeidigen Teig. Eventuell müssen Sie noch etwas Wasser dazugeben, damit der Teig schön locker wird. Anschließend wickeln Sie den Teig in Frischhaltefolie ein und lassen ihn für 30 Minuten im Kühlschrank ruhen.
4. Verquirlen Sie die Sahne mit den Eigelben und würzen Sie alles mit Salz und Pfeffer. Mischen Sie diese Masse mit der ausgekühlten Spinatmasse.
5. Jetzt wird der Backofen auf 200° Ober-/Unterhitze vorgeheizt. Verteilen Sie den Teig in einer Quiche-Form und ziehen Sie dabei den Rand etwas hoch. Verteilen Sie darauf die Spinatmasse.
6. Zum Schluss halbieren Sie die Oliven und verteilen Sie auf der Quiche. Dann wird alles mit etwas Pfeffer gewürzt und kommt für 25 bis 30 Minuten in den Backofen. Nach der Backzeit wird die Quiche für ca. 5 Minuten draußen stehen gelassen. Nehmen Sie die Quiche dann aus der Form und schneiden Sie den Kuchen in 8 Stücke.

Feurige Gemüsepfanne mit Pilzen und Zucchini

Kcal 126 | Eiweiß 14,0 g | Fett 6,0 g | Kohlenhydrate 8 g pro 100 g

2 Portionen

Zutaten

160 g Champignons
160 g Pfifferlinge
160 g Steinpilze
1 gelbe Zucchini
1 Chilischote
2 Schalotten
½ Bund Petersilie
1 Zweig frischer Thymian
10 g Ingwer (frisch gerieben)
Muskat
1 EL Olivenöl
Salz & Pfeffer

Zubereitung

1. Die gereinigten Champignons schneiden Sie in Scheiben. Die abgespülten Zucchini vierteln Sie und schneiden diese Viertel in dünne Scheiben. Die Chilischoten werden abgespült und halbiert. Dann entfernen Sie Kerne und Steg und schneiden sie in dünne Scheiben. Nachdem Sie Schalotten und Ingwer geschält haben, würfeln sie diese fein. Die Petersilie wird fein gehackt.
2. Erhitzen Sie das Öl in einer beschichteten Pfanne. Braten Sie die Pilze, Schalotten und Zucchini leicht an. Geben Sie Ingwer und Chili hinzu. Nun braten Sie das Gemüse, bis Pilze und Zucchini ein leichtes Röstaroma bekommen.
3. Zuletzt heben Sie die Kräuter unter und schmecken noch einmal mit ab mit Pfeffer, Salz und Muskat.

Hähnchen-Kokos-Curry mit Spinat

Kcal 390 | Eiweiß 32,0 g | Fett 24,0 g | Kohlenhydrate 9 g pro 100 g
2 Portionen

Zutaten
275 g Hähnchenfilet
125 g Blattspinat
180 ml ungesüßte Kokosmilch
1 große Tomate
2 Cherrytomaten
½ Zwiebel
1 Zehe Knoblauch
2 TL Erdnussöl
1 TL Mehl
Salz, Pfeffer, Curry, Kurkuma, Muskat

Zubereitung

1. Die geschälte Zwiebel und den Knoblauch würfeln Sie fein. Die gewaschenen Tomaten würfen Sie ebenfalls.
2. Das gewaschene Hähnchenfilet tupfen Sie mit Küchenpapier ab und schneiden Sie es in kleine Würfel.
3. Erhitzen Sie Öl in einer Pfanne. Sobald das Öl heiß ist, geben Sie das Fleisch hinein und braten Sie es darin rundherum kräftig an. Fügen Sie Zwiebel und Knoblauch hinzu und lassen Sie alles kurz dünsten.
4. Stäuben Sie das Gericht mit Curry und Mehl und lassen Sie alles kurz anschwitzen.
5. Löschen Sie das Curry mit Kokosmilch und 200 ml Wasser ab und kochen Sie alles einmal auf.
6. Fügen Sie dann die Tomatenwürfel hinzu und

lassen Sie alles etwa 10 Minuten köcheln.

7. Inzwischen können Sie den Spinat putzen, gründlich waschen und abtropfen lassen. Fügen Sie den Spinat zum Curry hinzu und köcheln Sie ihn mit, bis er zusammen fällt. Schmecken Sie das Curry mit Salz und Pfeffer ab.

Rinder-Weißkohl-Eintopf

Kohlenhydrate 1 g pro 100 g

Für 2 Portionen

Zutaten

275 g Rinder-Gulasch
275 ml Fleischbrühe
½ Kopf Weißkohl
1 TL Rapsöl
2 Schalotten
Frischer Majoran (etwa 1 EL)
½ Becher Creme fraiche
Salz, Pfeffer, Kümmel, Paprikapulver

Zubereitung

1. Die Schalotten werden geschält und klein geschnitten. Ebenso wird das Rinder-Gulasch in kleine Stücke geschnitten. Zuerst braten Sie die Zwiebeln in einem großen Topf scharf an. Danach werden die Gulasch-Stücke dazugegeben und geschmort.
2. Anschließend schneiden Sie das Weißkraut in Streifen, bevor Sie es zum Fleisch dazu geben. Lassen Sie das Weißkraut etwas zusammenfallen.
3. Nun löschen Sie alles mit der Fleischbrühe ab. Würzen Sie das Gericht und geben Sie die Creme fraiche dazu. Alles muss jetzt zugedeckt ca. eine Stunde lang sanft köcheln. Probieren Sie danach und richten Sie sich nach der Bissfestigkeit des Krautes.
4. Bleiben Reste über, schmecken Sie aufgewärmt noch sehr lecker, da das Gericht noch länger durchziehen konnte.

Hirschpfanne mit herbstlicher Rotweinsauce

Kcal 253 | Eiweiß 44,2 g | Fett 6,2 g | Kohlenhydrate 3 g pro 100 g
2 Portionen

Zutaten

70 ml Rotwein
375 g Hirschkarree
70 ml Wildfond
2 TL Brombeerkonfitüre
1 Möhre
1 Sternanis
½ rote Zwiebel
½ Bund Rosmarin
2 Lorbeerblätter
1 TL Pfefferkörner
Meersalz & Pfeffer

Zubereitung

1. Heizen Sie den Backofen auf 100 °C Umluft vor. Die geschälten Zwiebeln werden geachtelt. Schneiden Sie die geschälten Karotten in Scheiben. Legen Sie die Zwiebeln und Karotten zusammen mit 2 – 4 Rosmarinzweigen in eine Auflaufform.
2. Das sorgfältig abgespülte Hirschkarree würzen Sie nach dem Trockentupfen mit Salz und Pfeffer. In einer Pfanne erhitzen Sie das Öl und braten das Karree von allen Seiten braun an. Dann legen Sie das Fleisch zum Gemüse in die Auflaufform und schieben diese für 45 Minuten in den Backofen.
3. Löschen Sie den Bratenansatz mit Wildfond und Rotwein in der Pfanne ab. Fügen Sie Rosmarin,

Sternanis und Pfefferkörner sowie die Brombeermarmelade hinzu und lassen Sie die Brühe auf ein Drittel einkochen. Anschließend gießen Sie den Soßenansatz durch ein Sieb.

4. Holen Sie das Fleisch aus dem Ofen und wickeln es in Alufolie. Lassen Sie es eine Weile so ruhen, während Sie die Zwiebel und Karotten mit dem Soßenansatz pürieren.

Orientalische Veggie-Kürbispfanne

Kohlenhydrate 1 g pro 100 g
Für 2 Portionen

Zutaten
375 g Hokkaidokürbis
90 ml Gemüsebrühe
75 g Joghurt
1 Paprika rot
½ Zwiebel
1 Zehe Knoblauch
1 Orange
10 g Ingwer
1 TL Olivenöl
1 TL Macadmiaöl
Kurkuma, Zimt, Curry, Chilipulver, Kreuzkümmel
Frische Chilischote nach Belieben
Salz, Pfeffer

Zubereitung

1. Schneiden sie den Kürbis in Würfel und zerkleinern Sie den Knoblauch, die Zwiebel und den Ingwer. Danach wird von der Orange die Schale abgerieben, das Fruchtfleisch abgelöst

und klein geschnitten.

2. Dünsten Sie zuerst die Zwiebel mit dem Knoblauch und dem Ingwer, bis alles glasig aussieht. Danach geben Sie den Kürbis dazu. Alles wird ca. 5 bis 10 Minuten lang gebraten. Dabei wird besonders auf den Kürbis geachtet. Er sollte nicht mehr hart sein.
3. Anschließend geben Sie die klein geschnittenen Paprika und Orangenschalen dazu und braten Sie weitere 5 Minuten mit. Würzen Sie das Gericht und gießen Sie es mit Brühe auf. Danach werden die Orangenfilets dazugegeben und abgeschmeckt.
4. Jetzt lassen Sie alles höchstens 5 Minuten lang köcheln und richten es mit dem Joghurt schmackhaft an.

Scharfes Pfifferling-Gemüse

Kcal 144 | Eiweiß 4,1 g | Fett 5,9 g | Kohlenhydrate 1,2 g pro 100 g
2 Portionen

Zutaten
50 g Cherrytomaten
2 Schalotten
450 g Pfifferlinge
1 Chilischote
½ Bund Petersilie
1 EL Olivenöl
2 Zweige frischer Thymian
1 Zehe Knoblauch
Muskat
Pfeffer & Salz

Zubereitung

1. Bürsten Sie die Pfifferlinge ab. Nur im Notfall sollten sie gewaschen werden. Dann schneiden Sie den Ingwer und die Schalotten in dünne Scheiben. Anschließend wird die Chilischote in kleine Ringe geschnitten und die Petersilie fein gehackt. Vom Thymian die Blättchen abzupfen, die Cherrytomaten halbieren.
2. Geben Sie das Olivenöl in die Pfanne. Dünsten Sie die Schalotten einige Sekunden an und geben dann zügig die Pfifferlinge dazu. Geben Sie anschließend Chili und Ingwer in die Pfanne. Schwenken Sie alles gut durch. Fügen Sie die Tomaten hinzu.
3. Drücken Sie den Knoblauch durch eine Knoblauchpresse und geben alles direkt in die Pfanne. Schwenken Sie alles nochmals gut durch.

Nun kann die frische Muskatnuss darüber gerieben und mit Pfeffer und Salz alles abgeschmeckt werden. Zum Schluss wird die frischen Kräuter über die Pfifferlinge gestreut. Auf zwei Tellern die Pilze anrichten – fertig!

Rinderschmorbraten mit Kräuterkruste

Kcal 538 | Eiweiß 60,5 g | Fett 35,2 g | Kohlenhydrate 3,5 g pro 100 g
2 Portionen

Zutaten
170 ml Rotwein
600 g Hochrippe, ohne Knochen
2 kleine Zwiebeln
4 Zehen Knoblauch
2 kleine Möhren
½ Lauchstange
Eine Messerspitze Stevia
1 EL Rapsöl
Je ein Zweig Thymian, Rosmarin, Oregano, Petersilie
Salz und Pfeffer aus der Mühle

Zubereitung

1. Die geschälten Möhren und Zwiebeln zerkleinern Sie grob. Den geputzten Lauch schneiden Sie in kleine Stücke. Nun erhitzen Sie das Öl in einer beschichteten Pfanne und braten das leicht gesalzene Gemüse darin an. Anschließend wird die Gemüsemischung aus der herausgenommen und beiseite gestellt.
2. Der Backofen muss auf 160 °C vorgeheizt werden. Würzen Sie das Fleisch mit Salz und Pfeffer und braten es an.
3. Halbieren Sie eine Knoblauchzehe. Legen Sie diese mit den Schnittflächen nach unten auf den Topfboden zum Fleisch. Nun geben Sie das Gemüse und die Kräuter in den Schmortopf und löschen alles mit Wein ab. Füllen Sie den Topf nach und nach mit Wein auf, bis der Braten

vollständig mit Flüssigkeit zugedeckt ist. Schieben Sie den Topf auf der mittleren Schiene für 60 Minuten in den Ofen.

4. Nehmen Sie das Fleisch aus dem Topf und schlagen es in Alufolie ein. Lassen Sie es einen Moment ruhen. Nehmen Sie auch das Gemüse aus dem Topf und stellen es beiseite. Gießen Sie nun die Soße durch ein Sieb. Geben Sie die Soße in einen Soßentopf und fügen die Hälfte des Zwiebel-Lauch-Möhren-Gemüses dazu. Pürieren Sie alles und geben das Stevia in die Soße. Anschließend wird alles bis zur erwünschten Konsistenz eingekocht.

Gemüse-Omelette aus dem Ofen mit frischem Salat

Kcal 350 | Eiweiß 12,0 g | Fett 30,0 g | Kohlenhydrate 5 g pro 100 g
2 Portionen

Zutaten
50 g Feta
50 g Mozzarella
225 g Kirschtomaten
2 Eier
125 g Babyspinat
2 Schalotten
4 EL Milch
Salz, Pfeffer, Zucker
4 EL Olivenöl
125 g Crème fraîche

<u>Für den Salat</u>:
2 TL körniger Senf
75 g Rucola
75 g frische Spinatblätter
3 EL Weißweinessig
Salz, Pfeffer, Zucker

Zubereitung
1. Heizen Sie den Backofen vor: E-Herd: 175 °C/Umluft: 150 °C/Gas: siehe Herstellerangaben.
2. Halbieren Sie die gewaschenen Tomaten. Lassen Sie nun den gewaschenen Spinat gut abtropfen.
3. Würfeln Sie die geschälten Schalotten fein. Reiben Sie anschließend den Feta grob und schneiden Sie den Mozzarella in kleine Stücke.
4. Verrühren Sie die Eier und die Milch und fügen Sie eine kräftige Prise Salz und Pfeffer hinzu.

5. Erhitzen Sie 1 EL Öl in einer ofenfesten Pfanne (24 cm Ø). Dünsten Sie darin die Schalotten an. Sobald diese glasig ist, fügen Sie Tomaten und 100 g Babyspinat hinzu und lassen Sie das Gemüse kurz mit dünsten, bis der Spinat zusammengefallen ist.
6. Gießen Sie anschließend die Eiermilch darüber und streuen Sie vorsichtig den Käse darüber.
7. Stellen Sie die Pfanne in den vorgeheizten Ofen und lassen Sie das Gericht etwa 10 Minuten garen (Das Omelette ist fertig, wenn das Ei gut gestockt ist).
8. Verrühren Sie in der Zwischenzeit die Crème fraîche mit dem Senf und schmecken Sie die Sauce mit Salz und Pfeffer ab.
9. Putzen Sie den Salat, waschen Sie ihn und lassen Sie ihn gut abtropfen (benutzen Sie gegebenenfalls eine Salat-Schleuder).
10. Für die Vinaigrette verrühren Sie den Essig mit Salz, Pfeffer und 1 Prise Zucker und schlagen Sie kräftig 3 EL Öl darunter, bis die Mischung sich gut verbindet. Gießen Sie die Vinaigrette über den Salat und mischen Sie alles gründlich durch.
11. Lösen Sie das inzwischen fertige Omelette vorsichtig vom Pfannenrand lassen Sie es vorsichtig auf einen vorbereiteten Teller gleiten.
12. Schneiden Sie das Omelette in Stücke und richten Sie es mit Salat und Senfcreme an. Füllen Sie die restliche Creme in eine Sauciere und reichen Sie diese dazu.

Hackbraten mit Gemüsepfanne

Kcal 281 | Eiweiß 23,4 g | Fett 17,3 g | Kohlenhydrate 4,3 g pro 100 g
2 Portionen

Zutaten
½ Tomate
225 g Rinderhackfleisch
75 ml Gemüsefond
Ein paar kleine Kapern
2 kleine Schalotten
1 Low Carb Brötchen
2 TL Tomatenmark
1 kleine Möhre
1 Zehe Knoblauch
1 Eigelb
1 TL Senf
Eine Messerspitze Xucker
Thymian, gerebelt
1 TL Olivenöl
Salz & Pfeffer

Zubereitung
1. Die geschälten Möhren schneiden Sie in Scheiben, die gewaschenen Tomaten in Stücke. Eine geschälte Schalotte wird halbiert und fein gewürfelt, die andere Zwiebel dünn in Streifen geschnitten. Entfernen Sie die Kruste von dem Brötchen. Würfeln Sie den Rest und weichen ihn in Milch ein.
2. Dünsten Sie nun die Schalottenwürfel in einer Pfanne an und geben diese in eine Schüssel zusammen mit dem Hackfleisch. Fügen Sie Senf, Eigelb und Kapern hinzu und würzen mit

Thymian, Pfeffer und Salz. Gießen Sie die Milch von den Brötchenwürfeln ab und geben die Brotwürfel ebenfalls zum Hackfleisch. Kneten Sie alles gut durch. Formen Sie anschließend zwei Laibe aus der Hackfleischmischung. Erhitzen Sie Öl in der Schmorpfanne und braten die Laibe von allen Seiten gut an.

3. Heizen Sie den Backofen auf 120 °C vor. Nehmen Sie den Hackbraten aus der Pfanne und stellen ihn beiseite. Geben Sie die Zwiebelstreifen in die Pfanne und dünsten diese kurz an. Dann geben Sie das restliche Gemüse hinzu. Braten Sie alles an und löschen mit Gemüsefond ab. Kochen Sie alle Zutaten kurz ein und geben Sie nochmals etwas Gemüsefond dazu. Dann legen Sie den Hackbraten zum Gemüse und schieben alles für 45 Minuten in den Ofen. Wenn die Zeit zur Hälfte um ist, füllen Sie den Topf mit etwas Gemüsefond auf.
4. Pürieren Sie etwas Gemüse aus dem Topf und geben es zum Aufkochen zur Bratenflüssigkeit. Die Soße wird mit Pfeffer, Salz und Xucker abgeschmeckt.

Abendessen

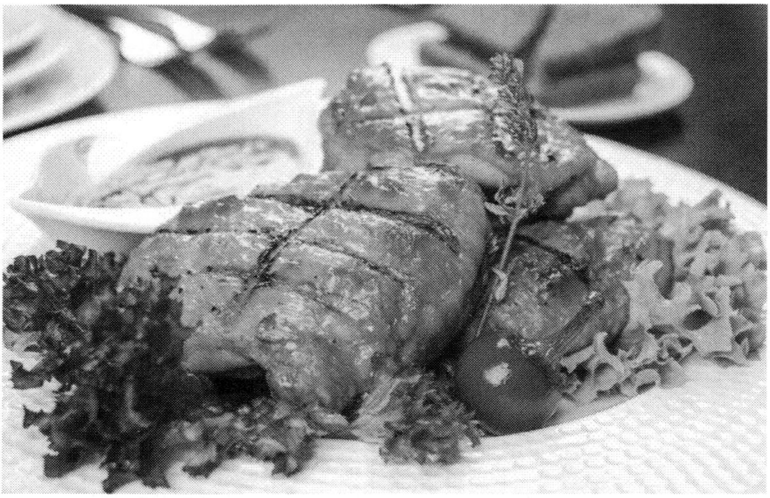

Scharf gewickelte Würstchen

Kcal 191 | Eiweiß 10,5 g | Fett 14,7 g | Kohlenhydrate 2,4 g pro Stück
2 Portionen

Zutaten
1 Ei
2 Mini Würstchen
80 g Blumenkohl
Jalapeños nach Belieben
12 g Cheddar
3 TL Kokosmehl
3 TL Wasser
1 TL Barbecue Sauce
1 geh. TL Butter, geschmolzen
etwas Senf
etwas Backpulver
Paprikapulver (scharf), Salz, Chilipulver

Zubereitung

1. Den geputzten Blumenkohl in einem Standmixer in kleine Stücke mixen.
2. Anschließend vermischen Sie die Masse mit Backpulver, Cheddar, Kokosmehl, Chili, Salz und Paprikapulver.
3. Nun geben Sie die Barbecue Sauce, Eier, geschmolzene Butter, den Senf sowie das Wasser hinzu und verrühren alles miteinander.
4. Die in Stücken zerhackten Jalapeños werden dem Ganzen untergehoben.
5. Anschließend wird ein Backblech mit Backpapier ausgelegt. Hierauf geben Sie einen Esslöffel des Teiges und streichen diesen in Würstchenlänge und Breite aus.

6. Auf den ausgestrichenen Teig können Sie nun das Würstchen legen und mit einem weiteren Esslöffel Teig bedecken.
7. Die so eingepackten Würstchen werden bei 200 °C in dem vorgeheizten Backofen für etwa 25 Minuten gebacken.

Tomaten-Aioli-Butter

Kcal 66 | Eiweiß 0,2 g | Fett 7,2 g | Kohlenhydrate 0,4 g
1 kleines Glas

Zutaten
2 EL Tomatenmark
125 g Butter, zimmerwarm
1 TL Aioli
Basilikum, Oregano, Thymian (am besten frisch)
Paprikapulver (scharf), Zwiebelpulver
Pfeffer, Salz

Zubereitung
1. Die zimmerwarme Butter wird in einer Schüssel cremig geschlagen.
2. Nun kann das Tomatenmark untergerührt werden.
3. Anschließend geben Sie das Aioli hinzu und vermischen alle Zutaten gut miteinander.
4. Abschließend werden die Gewürze untergerührt.
5. Die fertige Würzbutter in den Kühlschrank stellen, bis diese nach einer halben bis dreiviertel Stunde hart geworden ist.

Gebackene Blumenkohlnuggets

Kcal 42 | Eiweiß 2,6 g | Fett 2,5 g | Kohlenhydrate 1,3 g pro Stück
4 Stück

Zutaten
160 g Blumenkohl
1 Ei
2 EL Rapsöl
2 EL Kokosmehl
1,5 TL Guarkernmehl
Salz, Pfeffer, Muskat, Thymian

Zubereitung

1. Nachdem der Blumenkohl im Wassertopf weich gegart wurde, lassen Sie ihn abkühlen und zerdrücken diesen mit einer Gabel.
2. Als nächstes wird das Eigelb vom Eiweiß getrennt. Das Eigelb wird nun zum zerdrückten Blumenkohl dazugegeben und untergerührt.
3. Danach rühren Sie das Guarkernmehl in die Masse ein.
4. Nachdem alles gut vermischt ist, wird die Masse nun noch mit Salz, Pfeffer und Muskat gewürzt. Nach Geschmack mit etwas Thymian würzen.
5. Aus der fertigen Masse werden kleine Nuggets geformt.
6. Auf einen flachen Teller kommt das Eiweiß. Auf den anderen flachen Teller wird das Kokosmehl gestreut.
7. Die Nuggets werden nun zuerst durch das Eiweiß gezogen und danach im Kokosmehl gewälzt, bis eine schöne Panierung zustande gekommen ist.

8. Als letztes werden die Nuggets in einem Topf mit heißem Öl gebraten, bis sie goldbraun sind.

Körnige Brötchen

Kcal 249 | Eiweiß 25,6 g | Fett 14,4 g | Kohlenhydrate 3,1 g pro Brötchen
3 Portionen

Zutaten
45 g Mandeln (blanchiert)
70 g Gluten
1 Ei
1 EL Sesam
1 TL Leinsamen
1 TL Flohsamen
10 g Hefe, frisch
130 ml Wasser, warm
2 TL Rapsöl oder Walnussöl
Salz

Zubereitung

1. Setzen Sie die Hefe mit warmem Wasser an und lassen diese für etwa 20 Minuten ziehen.
2. Währenddessen werden die Leinsamen, Flohsamen, das Gluten, die Mandeln, der Sesam und das Salz miteinander in einer Schüssel vermischt. Das Hefewasser wird zusammen mit dem Ei und dem Öl in die Schüssel gegeben. Alles wird durchgeknetet.
3. Ist der Teig gut durchgeknetet, wird er an einem warmen Ort für etwa eine dreiviertel Stunde ruhen gelassen.
4. Danach werden aus dem Teig 3 brötchenförmige Bälle geformt und auf ein mit Backpapier

belegtes Backblech gelegt.

5. Das Backblech mit den Teigbällen wird für eine halbe Stunde in den auf 180 °C vorgeheizten Backofen gestellt.
6. Danach werden die Brötchen vom Blech genommen und langsam auskühlen gelassen.

Feurige Brokkolicremesuppe

Kcal 133 | Eiweiß 12,0 g | Fett 20,0 g | Kohlenhydrate 5,0 g pro Portion
2 Portionen

Zutaten
450 g Brokkoli
1/3 Dose Kokosmilch
½ Zwiebel
1 Knoblauchzehe
Chili-Schote nach Belieben
1 TL Rapsöl
4 TL Instant-Gemüsebrühe
Wasser
Salz, Pfeffer, Chilipulver, Curry, Muskat

Zubereitung

1. Die Röschen werden vom gewaschenen und geputzten Brokkoli abgetrennt.
2. Als nächstes werden die Zwiebeln und der Knoblauch geschält und grob gehackt. Der Chili wird entkernt.
3. Nun wird etwas Öl in einen Topf gegeben, worin die Zwiebeln mit dem Knoblauch kurz anschwitzt werden. Der Chili kommt mit hinzu.
4. Anschließend fügen Sie den Brokkoli hinzu. Alles wird mit Wasser aufgegossen, bis der Brokkoli

bedeckt ist.
5. Jetzt wird die Gemüsebrühe hinzugegeben und mit Salz und Pfeffer und den restlichen Gewürzen abgeschmeckt.
6. Alles so lange kochen lassen, bis der Brokkoli gar ist.
7. Mit einem Pürierstab die Suppe zu einer feinen Masse verarbeiten.
8. Die Kokosmilch wird hinzugefügt und mit dem Pürierstab durchgemixt.

Griechische Lammfilets mit Kohl und Schafskäse

Kcal 302 | Eiweiß 33,0 g | Fett 20,0 g | Kohlenhydrate 5,0 g pro Portion
1 Portion

Zutaten
1 Lammfilet (mariniert)
80 g Spitzkohl (Bio)
30 g Schafskäse
½ rote Zwiebel
1 TL Olivenöl
Etwas Ouzo oder Sambuca
schwarzer Pfeffer aus der Mühle
frische, gehackte Kräuter: Thymian, Oregano, Basilikum, Rosmarin

Zubereitung
1. Nachdem die roten Zwiebeln in Scheiben und der Spitzkohl in feine Streifen geschnitten wurden, werden die Zwiebelringe in heißem Öl angebraten.
2. Jetzt werden die Lammfilets dazugegeben und etwa 2 Minuten pro Seite mitgebraten. Danach

werden die Zwiebelringe und das Lammfilet aus der Pfanne genommen.

3. Das Bratfett können Sie für den Spitzkohl verwenden. Dieser wird in der Pfanne nur kurz angedünstet und danach mit einem Schuss Sambuca oder Ouzo abgelöscht. Jetzt alles für etwa 5 Minuten garen. Dabei gelegentlich umrühren.
4. Nun wird der Schafskäse in Würfel geschnitten und zusammen mit dem Lammfilet und den Zwiebeln zu dem Spitzkohl in die Pfanne gegeben. Deckel drauf und kurz ziehen lassen. Dadurch werden das Fleisch und der Käse erwärmt.
5. Vor dem Anrichten wird mit gemahlenem Pfeffer und Kräutern abgeschmeckt.

Rinderfilet mit Cranberrysacue und Frühlingsgemüse

Kcal 300 | Eiweiß 27,0 g | Fett 20,0 g | Kohlenhydrate 5,0 g pro Portion
1 Portion

Zutaten
150 g Rinderfilet
80 ml Cranberrysaft
1 Schalotte
1 kleine Knoblauchzehe
Die Hälfte einer kleinen Zucchini
Die Hälfte einer kleinen Fenchelknolle
4 TL Rapsöl
1 TL Balsamico
4 TL Tomatenmark
3 Pfefferkörner (grün)
Meersalz, Pfeffer aus der Mühle
Frische Kräuter: Thymian und Basilikum

Zubereitung

1. Den Backofen auf 120 Grad vorheizen.
2. Die geschälte Schalotte und der Knoblauch sowie die geputzte Zucchini und Fenchelknolle werden klein geschnitten.
3. Das Rinderfilet kann nun in ca. 2 cm dünne Scheiben geschnitten werden.
4. Mittlerweile können Sie 2 EL Öl in einer Pfanne erhitzen. Darin werden die Rinderfilet-Scheiben 2 Minuten kräftig angebraten.
5. Nehmen Sie die Filetscheiben aus der Pfanne, wickeln diese in Alufolie ein und halten sie im vorgeheizten Backofen warm.
6. Die Schalotten- und Knoblauchwürfel werden

nun für ungefähr 3 Minuten gedünstet. Dafür kann die Pfanne mit dem Bratenfett von den Rinderfilet-Scheiben genommen werden. Die Würfel werden mit dem Cranberrysaft und dem Essig abgelöscht. Dann lässt man alles aufkochen und rührt Pfefferkörner und Tomatenmark unter. Alles für weitere 10 Minuten köcheln lassen!

7. Jetzt wird das restliche Öl in einer zweiten Pfanne erhitzt. Darin werden die Zucchini, der Fenchel, die Schalotten-Würfel für etwa 7 Minuten gedünstet. Alles wird mit Salz, Pfeffer und den Kräutern abgeschmeckt.
8. Jetzt wird das Rinderfilet aus dem Ofen geholt. Das Filet wird in Scheiben geschnitten und mit der Cranberry-Soße und dem Gemüse angerichtet.

Gebackener Hüttenkäse „Saltimbocca“

Kcal 433,7 | Eiweiß 45,2 g | Fett 23,2 g | Kohlenhydrate 3,7 g pro große Portion

1 Portion

Zutaten

90 g Prosciutto
90 g Hüttenkäse
30 g geriebenen Gouda (light)
30 g Grana Padano
1 Ei
1/2 TL Guarkernmehl
Pfeffer
Salz
Zwiebelpulver
Salbeiblätter

Zubereitung

1. Der Backofen wird auf 180°C vorgeheizt.
2. Der Grana Padano wird zusammen mit den Eiern und dem Hüttenkäse in einer Schüssel verrührt. Langsam wird das Guarkernmehl dazugegeben, bis die Masse zäh wird.
3. Jetzt wird die Masse mit Pfeffer, Salz und Zwiebelpulver abgeschmeckt.
4. Auf einem Teller werden die Schinkenscheiben mit der Hüttenkäse-Masse bestrichen, je ein Salbeiblatt darauf gelegt und zusammen gerollt.
5. In die eingefettete Auflaufform werden die Rollen gelegt und mit Käse bestreut.
6. Die Auflaufform mit den Röllchen kommt nun in den vorgeheizten Backofen. Auf der mittleren

Schiene bleibt die Auflaufform für etwa 25 Minuten im Ofen.

7. Nach dem Garen können die Röllchen aus der Auflaufform genommen und serviert werden.

Pfeffriges T-Bone-Steak

Kcal 305 | Eiweiß 45,0 g | Fett 14,0 g | Kohlenhydrate 1,0 g pro Portion
2 Portionen

Zutaten

2 T-Bone-Steaks (je 170 g)
1/2 TL bunte Pfefferkörner
1/2 TL Meersalz
1/2 TL Meerrettich (nach Geschmack)
1/2 Knoblauchzehe
1 TL Olivenöl
Schwarzer Pfeffer aus der Mühle

Zubereitung

1. Die geschälte und entkeimte Knoblauchzehe wird in Würfel geschnitten. Dazu kommen Pfefferkörner, Meersalz, Olivenöl und Meerrettich. Alles wird mit einem Mörser klein zerstoßen. Alternativ kann auch ein Mixer verwendet werden.
2. Die Steaks werden nach dem Abbrausen trocken getupft. Bestreichen Sie diese anschließend mit der vorbereiteten Masse. Jetzt werden die Steaks abgedeckt und kommen für ungefähr 4 Stunden in den Kühlschrank.
3. Die Steaks werden dann aus dem Kühlschrank geholt und ziehen nun bei Zimmertemperatur für ca. eine halbe Stunde durch. Danach werden die Steaks gegrillt. Pro Seite benötigen die Steaks ungefähr 5 Minuten.
4. Nach dem Grillen sollten die Steaks 3 Minuten ruhen, bevor sie serviert werden können. Zum Abschluss noch einmal pfeffern und salzen.

Exotische Kalbskoteletts

Kcal 237 | Eiweiß 33,2 g | Fett 13,1 g | Kohlenhydrate 2,4 g pro Portion
2 Portionen

Zutaten
2 Kalbskoteletts (je 170 g)
3 EL Joghurt
2 g Ingwer (frisch gerieben)
½ Knoblauchzehe
Paprikapulver, grobes Meersalz, gemahlener Kreuzkümmel, gemahlene Kurkuma, Cayennepfeffer
1 TL Olivenöl
Salz, Pfeffer aus der Mühle

Zubereitung

1. Der geschälte Knoblauch und Ingwer wird in Würfel geschnitten. Beides geben Sie mit Joghurt, Olivenöl und den Gewürzen in den Mixer. Eine feine Paste sollte entstehen.
2. Als nächstes werden die Koteletts mit Wasser abgebraust und trocken getupft. Danach legt man die Koteletts in die Würzpaste ein. Diese Marinade muss für ca. eine Stunde verbleiben. Dabei müssen die Koteletts zugedeckt und kühl gestellt werden.
3. Nach der Stunde wird die Marinade leicht abgetupft.
4. Jetzt wird das Fleisch gegrillt. Jede Seite des Fleisches wird ungefähr 4 Minuten lang gegrillt.
5. Danach bleibt das Kotelett für einige Minuten ruhen, bevor es mit Pfeffer und Salz nachgewürzt und serviert wird.

Hähnchen mit Schinken-Käse-Fülle

Kcal 410 | Eiweiß 47,0 g | Fett 22,9 g | Kohlenhydrate 2,7 g pro große Portion

1 Portion

Zutaten

1 Scheibe Gouda
1 Hähnchenbrust
1 Scheibe Kochschinken
1 Ei
3 TL Olivenöl
1 TL Kokosmehl
Paprikapulver, Salz, Pfeffer, Zwiebelpulver

Zubereitung

1. Hähnchenbrust in der Mitte aufschneiden und mit dem Kochschinken belegen.
2. Der Gouda wird darauf gelegt und mit dem Kochschinken bedeckt.
3. Jetzt wird die Hähnchenbrust zugeklappt. Damit alles gut hält, werden Zahnstocher zur Fixierung verwendet.
4. Aus dem Kokosmehl, Salz, Pfeffer, Zwiebelpulver und dem Paprikapulver wird durch Verrühren in einer extra Schüssel eine Panade hergestellt. Diese wird auf einem flachen Teller verteilt.
5. Auf einem anderen flachen Teller kommt ein verschlagenes Ei.
6. Panieren Sie jetzt die Hähnchenbrust und ziehe diese zuerst durch das Ei und reiben sie sie anschließend mit der Panade ein.
7. In einer Pfanne wird nun Olivenöl auf mittlerer Hitze erwärmt. Darin wird die panierte Hähnchenbrust gebraten.

Schlemmer-Nudeln für Low-Carb-Pasta

Kcal 300 | Eiweiß 30,2 g | Fett 20,8 g | Kohlenhydrate 2,9 g pro Person
2 Portionen

Zutaten
25 g Mandeln (blanchiert)
1 Ei
35 g Sojamehl
35g Gluten
1 EL Wasser
2 TL Olivenöl
Salz, Pfeffer, Muskat

Zubereitung

1. Einen Topf mit Wasser und 1 TL Salz auf den Herd stellen.
2. Salz, Pfeffer, Muskat, blanchierte Mandeln, Gluten und Sojamehl werden nun miteinander verrührt. Unter diese Masse werden Wasser, Olivenöl und das Ei untergerührt.
3. Ein Backblech wird jetzt mit Sojamehl bestäubt. Darauf wird die Masse etwa 5 Minuten lang gut durchgeknetet. Danach wird der Teig flach ausgerollt. Aus dem Teig werden kleine Nudeln geformt. Am besten gelingt dies mit einer Nudelmaschine.
4. Das Wasser im Topf kocht nun. Dahinein kommen die Nudeln und werden für etwa 10 Minuten gekocht. Wenn die Nudeln bissfest sein sollen, langen 5 Minuten Kochzeit.

Herbstliches Schweinefilet mit Kürbis

Kcal 300 | Eiweiß 36,0 g | Fett 17,0 g | Kohlenhydrate 5,0 g pro Portion
2 Portionen

Zutaten
120 g Champignons
275 g Schweinefilet
125 ml Brühe
100 g Kürbis
5 getrocknete Tomaten ohne Öl
1 Knoblauchzehe
1 kleine Lauchzwiebel
3 TL Rapsöl
2 EL Sojacreme
Meersalz, Pfeffer
frischer Kerbel nach Geschmack

Zubereitung
1. Das gewaschene und abgetupfte Schweinefilet schneiden Sie in Scheiben.
2. Der Knoblauch wird nach dem Abziehen ebenfalls in Scheiben geschnitten.
3. Die geputzte Lauchzwiebel wird in Röllchen geschnitten. Ebenso werden die Pilze geputzt.
4. Das Fruchtfleisch des geschälten und entkernten Kürbisses wird in Würfel geschnitten.
5. Die Brühe wird in einem Topf aufgekocht. Dahinein kommen die getrockneten Tomaten. Sie können nun einweichen.
6. Heizen Sie den Backofen auf 100 Grad vor.
7. In einer Pfanne werden 2 EL Öl erhitzt. Darin werden die Zwiebelröllchen und die Knoblauchscheiben angebraten. Jetzt wird das

Schweinefilet hinzugegeben und für ca. 4 Minuten pro Seite gebraten.

8. Nehmen Sie das Fleisch aus der Pfanne und wickeln es sofort in Alufolie. Danach wird das Fleisch im Backofen bei 100 Grad warm gehalten.
9. Den Rest Öl in der Pfanne wird wieder erhitzt. Darin braten Sie die Pilze etwa 5 Minuten lang an. Dabei werden die Pilze immer hin- und hergeschwenkt. Danach werden die Kürbiswürfel dazugegeben und mitgebraten.
10. Die Brühe mit den getrockneten Tomaten wird zu den Pilzen und den Kürbiswürfeln dazugegeben. Außerdem wird die Sojacreme eingerührt. Alles wird aufgekocht und für 5 Minuten köcheln gelassen.
11. Am Ende wird das Gericht mit Salz und Pfeffer gewürzt. Es kann angerichtet werden. Dazu verteilt man das Gemüse auf einem flachen Teller, gibt das Fleisch dazu, was noch einmal mit gemahlenem Pfeffer gewürzt wird. Auf das Fleisch können nun Kerbelblättchen gelegt werden.

Nordsee-Omelette

Kcal 260 | Eiweiß 21,0 g | Fett 18,0 g | Kohlenhydrate 3,0 g pro Portion
1 Portion

Zutaten
75 g Nordseekrabbenfleisch
1 Ei
4 Kirschtomaten
½ Zwiebel
2 Champignons
1 TL Butter
1 TL Olivenöl
Messerspitze Parmesan
2 EL gehackter frischer Dill
Salz, Pfeffer

Zubereitung

1. Die Zwiebel wird fein gehackt. Die geputzten Champignons werden in Würfel geschnitten. Wichtig ist, dass sie nicht gewaschen werden.
2. In eine Pfanne Butter und Olivenöl geben. Hierein kommen die fein gehackten Zwiebeln und die in Würfel geschnittenen Champignons und beides wird angedünstet.
3. In der Zwischenzeit wird das Ei mit etwas Mineralwasser in einer Schüssel verquirlt und mit Salz und Pfeffer abgeschmeckt. Der gehackte Dill wird unter gerührt.
4. Die Krabben werden in der Pfanne auf der Pilz-Zwiebel-Mischung verteilt. Das Ei wird darüber gegossen. Man lässt es bei mittlerer Hitze für 3 Minuten stocken.
5. Nun wird der Parmesan fein gehobelt. Auf dem

Omelette lässt man den Parmesan leicht schmelzen.

6. Das Gericht wird jetzt angerichtet.
7. Die Kirschtomaten werden nun halbiert und dienen zur Garnitur. Über das Gericht kann jetzt Pfeffer gemahlen werden.

Frühlings-Rührei

Kcal 260 | Eiweiß 16,0 g | Fett 21,0 g | Kohlenhydrate 4,0 g pro Portion
2 Portionen

Zutaten
70 ml Vollmilch (Fettgehalt 3,5%)
3-4 Eier
2 Frühlingszwiebel
Schnittlauch, Petersilie, Dill nach Belieben (gehackt)
1 EL Rapsöl

Zubereitung

1. Zuerst schneiden Sie die Frühlingszwiebel in dünne Ringe. Die Ringe kommen mit den Eiern und der Milch in eine Schüssel. Jetzt wird alles gemixt.
2. In der Zwischenzeit wird Rapsöl in einer Pfanne erhitzt.
3. Dann gibt man die gemixte Masse in die Pfanne und lässt sie stocken.
4. Nun werden die gehackten Kräuter hinzugefügt.
5. Jetzt kann das Rührei serviert werden. Es schmeckt pur sehr gut. Es kann aber auch auf einem Vollkornbrot serviert werden.

Deftiges Rührei mit Champignons

Kcal 411 | Eiweiß 23,0 g | Fett 35,0 g | Kohlenhydrate 2,0 g pro große Portion

2 Portionen

Zutaten

4 EL kohlensäurehaltiges Mineralwasser
4 Eier
50 g gewürfelter Speck
125 g Champignons weiß
125 g Champignons braun
2 EL Olivenöl
1 EL frisch gehackter Schnittlauch
Salz, Pfeffer, Muskat

Zubereitung

1. Als erstes braten Sie die Speckwürfel ohne zusätzliches Fett an. Nach dem Braten werden die Speckwürfel heraus genommen.
2. Schneiden Sie die Champignons in Scheiben. Die Hälfte des Öls in der Pfanne erhitzen und darin die Champignons anbraten. Danach die Speckwürfel hinzufügen.
3. Jetzt werden die Eier mit dem kohlensäurehaltigem Mineralwasser verquirlt und mit Salz gewürzt.
4. Nun wird das restliche Öl zu den Champignons und dem Speck hinzugegeben. Der Eier-Mix wird hinzu gegossen und alles wird kurz stocken gelassen. Danach verrühren!
5. Zum Schluss wird das Rührei mit Salz, Pfeffer und Muskat abgeschmeckt. Als Garnitur wird der frisch gehackte Schnittlauch verwendet. Jetzt kann serviert werden.

Feurig-mediterranes Lamm

Kcal 255 g | Eiweiß 22,0 g | Fett 17,2 g | Kohlenhydrate 1,8 g pro Portion
2 Portionen

Zutaten
2 Lammkoteletts (je 150 g)
½ rote Peperoni
½ grüne Peperoni
½ Knoblauchzehe
½ kleine Schalotte
2 g frisch geriebener Ingwer
1 TL Sojasauce
1 Zweig Thymian
1 Zweig Rosmarin
2 TL Olivenöl
Salz, Pfeffer aus der Mühle
Frische Basilikumblätter zum Verzieren

Zubereitung

1. Ziehen Sie den Knoblauch und die Schalotte ab und entkeimen diese. Die Peperoni wird aufgeschnitten und von den Kernen entfernt. Hacken Sie Salbei, Rosmarin und Thymian klein.
2. Geben Sie anschließend alles in den Mixer. Dazu wird Ingwer, Sojasoße und Olivenöl gegeben. Im Mixer entsteht daraus nun eine Paste.
3. Nach dem Waschen und Trockentupfen der Koteletts werden sie auf den Grill gelegt und ungefähr 6 Minuten medium gebraten.
4. Jetzt werden die Koteletts für ca. 3 Minuten ruhen gelassen. Außerdem wird noch einmal gesalzt und gepfeffert. Auf den Tellern mit den Koteletts wird die scharfe Paste serviert. Mit Basilikum verzieren.

Würzige Rindermedaillons mit frischer Kräutermarinade

Kcal 264 | Eiweiß 26,9 g | Fett 15,3 g | Kohlenhydrate 1,9 g pro Portion
1 Portion

Zutaten

125 g Rindersteak
1 Frühlingszwiebel
½ Zehe Knoblauch
1 EL Olivenöl
½ TL Sojasauce
½ TL Parmesan, gerieben
½ TL Kokosmehl
1 TL Schnittlauch, gehackt
1 TL Petersilie, gehackt
Pfeffer

Zubereitung

1. Als erstes werden die Frühlingszwiebel (in Ringe geschnitten), den Knoblauch (frisch gepresst), das Kokosmehl, der Parmesan, die Petersilie, der Schnittlauch und die 2 EL Olivenöl miteinander vermischt.
2. Schneiden Sie das Fleisch sehr dünn in Scheiben und reiben es mit Pfeffer ein.
3. Als nächstes wird einer Pfanne 1 EL Olivenöl auf höchster Stufe erhitzt und die Fleischscheiben darin scharf angebraten.
4. Nach dem Scharfanbraten wird die Hitze reduziert. Die Steaks können dann mit dem Soja-Parmesan-Topping bestrichen werden.
5. Danach werden die Steaks ca. 5 Minuten lang weitergebraten, wobei darauf geachtet werden sollte, dass das Fleisch nicht zu trocken wird.

Apfelaufstrich

Kcal 36 | Eiweiß 0,2 g | Fett 2,1 g | Kohlenhydrate 5,0 g pro TL
Zutaten für ein kleines Gläschen

Zutaten
80 g Xylitol
3 TL Apfelsaft (naturtrüb)
80 ml Schlagsahne
1 TL Zitronensaft aus einer frischen Zitrone gepresst

Zubereitung

1. Das Xylitol (ein Zuckerersatzstoff) wird mit dem Apfel- und Zitronensaft in einem Kochtopf verrührt und erhitzt, bis die Masse flüssig geworden ist.
2. Danach rühren Sie die Schlagsahne unter. Ungefähr eine halbe Stunde lassen Sie jetzt alles bei niedriger bis mittlerer Hitze köcheln. Dabei gelegentlich umrühren.
3. Wenn die Xylitol-Sahne eine cremige Konsistenz und die Farbe Braun angenommen hat, ist die Masse fertig.
4. Zum Schluss wird die Masse in ein Glasgefäß gefüllt und gut verschlossen. Eine Stunde sollte das Glas bei Raumtemperatur abkühlen. Danach wird es in den Kühlschrank gestellt.

Thailändische Kokos-Hühnersuppe

Kcal 225 | Eiweiß 13,8 g | Fett 17,1 g | Kohlenhydrate 4,1 g pro Portion
1 Portion

Zutaten
1 Frühlingszwiebel
60 g Hähnchenbrust
150 ml Kokosmilch light
1 gehackte rote Chili
150 ml Gemüsebrühe
½ TL Erdnussmus
½ TL Olivenöl
½ TL Currypaste, rot
Currypulver
etwas Guarkernmehl
Pfeffer

Zubereitung

1. Braten Sie die Hähnchenbrust in einer Pfanne mit Olivenöl an.
2. Kochen Sie nun die Kokosmilch in einem Topf auf und drehen Sie den Herd auf mittlere Hitze herunter, um die Gemüsebrühe zur Kokosmilch dazugeben. Als nächstes langsam die Currypaste und das Erdnussmus dazugeben und umrühren.
3. Die Frühlingszwiebel in Ringe schneiden und mit dem Currypulver dazugeben und vermischen. Alles mit Pfeffer und dem gehackten Chili abschmecken.
4. Nun ganz langsam das Guarkernmehl unterrühren, damit es nicht klumpt.
5. Die Hähnchenbrust wird nun aus der Pfanne genommen und in kleine Stücke geschnitten.

Diese Stücke werden mit in die Suppe gegeben. Alles nun für etwa 5 Minuten köcheln lassen und anschließend kann sofort serviert werden.

Selbstgemachtes Kokos-Toastbrot

Kcal 405 | Eiweiß 22,2 g | Fett 31,3 g | Kohlenhydrate 3,7 g pro großes Toastbrot

2 Sandwich-Laibe

Zutaten
4 EL Wasser
4 Eier
20 g Butter
3 EL Kokosmehl
Zwiebelpulver
1 EL Backpulver
1 TL Gluten
Salz
Pfeffer

Zubereitung

1. Nehmen Sie die Butter aus dem Kühlschrank und lassen Sie diese bei Raumtemperatur in einer kleinen Schüssel weich werden. Alternativ kann die Butter auch in der Mikrowelle geschmolzen werden.
2. In einer anderen Schüssel werden das Backpulver, das Kokosmehl und Gluten vermischt. Die geschmolzene Butter wird zusammen mit den Eiern und dem Wasser zu der Kokosmehl-Masse hinzugegeben und verrührt.
3. Der Teig wird dann mit dem Zwiebelpulver, Salz

und Pfeffer abgeschmeckt.

4. Der fertige Teig wird nun in ein mikrowellengeeignetes Gefäß gefüllt. Es sollte so groß wie ein Sandwich sein. Streichen Sie den Teig darin glatt und drücken ihn fest.
5. Nun wird das Gefäß mit dem Teig für etwa 2 Minuten in die Mikrowelle gestellt.
6. Das Toastbrot aus der Mikrowelle herausholen und auskühlen lassen. Dann wird das Brot in der Mitte durchgeschnitten.

Pizzabrötchen mit Salami und Käse

Kcal 223 | Eiweiß 11,8 g | Fett 18,5 g | Kohlenhydrate 1,9 g pro Stück
5 Stück

Zutaten
25 g Salami, light
70 g Magerquark
50 g Mandeln, gemahlen
40 ml Sojamilch, light
40 g Gouda, gewürfelt
25 g Tilsiter, gerieben
10 g Sojamehl
1 EL Weizenkleie
30 ml Olivenöl
1/4 Zwiebel, gewürfelt
1TL Backpulver
Messerspitze Gluten
Gehackter, getrockneter Chili
Petersilie, getrocknet
Oregano, getrocknet
Salz, Pfeffer

Zubereitung

1. Vermischen Sie in einer Schüssel das Olivenöl mit der Sojamilch und dem Magerquark.
2. Danach wird in einer zweiten Schüssel das Salz, die Mandeln, das Gluten, der Chili, Pfeffer, Oregano, die Petersilie, das Sojamehl und die Weizenkleie in trockenem Zustand miteinander verrührt.
3. Die Trockenmasse wird dann mit der Magerquark-Masse vermischt.
4. Zu der Teigmasse werden die gewürfelten

Zwiebeln, die Salami und die Zwiebelstückchen hinzugegeben und untergemischt.

5. Formen Sie aus der Masse 9 Brötchen.
6. Das Backblech wird mit Backpapier ausgelegt. Darauf werden die Brötchen verteilt, die dann noch mit Tilsiter bestreut werden.
7. Bei 180° C werden die Brötchen für 25 Minuten im Backofen gebacken.
8. Nach dem Backen die Pizzabrötchen ca. 5 bis 10 Minuten lang stehen lassen. Am besten schmecken diese Brötchen warm, aber auch kalt sind sie ein Genuss.

Flammkuchen mit Leinsamen und Speck

Kcal 250 | Eiweiß 17,8 g | Fett 18,4 g | Kohlenhydrate 2,5 g pro Portion
4 Personen

Zutaten
100 g Speck, light
225 g Leinsamen, geschrotet
4 Eier
180 g Crème légère
55 g Parmesan, gerieben
2 Zwiebel
Salz, Pfeffer, Muskat

Zubereitung

1. Nachdem Sie den Parmesan mit den Leinsamen und den Eiern gut in einer Schüssel vermischt haben, tragen Sie den Teig auf ein Backblech auf und drücken ihn flach.
2. In einer zweiten Schüssel wird nun Salz, Pfeffer, Muskat und Crème légère miteinander vermischt. Diese Masse wird auf den Teig verteilt.
3. In der Zwischenzeit schneiden Sie die Zwiebeln in Streifen. Zusammen mit dem Speck wird alles auch auf dem Teig verteilt.
4. Jetzt wird der Backofen auf 180 °C vorgeheizt. Das belegte Backblech kommt dann für etwa 20 Minuten in den Backofen.

Veggie-Burger mit Möhren

Kcal 107 | Eiweiß 9,5 g | Fett 5,8 g | Kohlenhydrate 2,4 g pro Stück
4 Stück

Zutaten
60 g Sojaflocken
2 Eier
½ Knoblauchzehe
½ Möhre
½ Zwiebel
½ Scheibe Eiweißbrot, getrocknet
½ TL Senf, mittelscharf
½ TL Tomatenmark
Zwiebelpulver
Olivenöl
Basilikum, Oregano (frisch)
Salz, Pfeffer

Zubereitung

1. Die klein gehackten Zwiebeln und die geriebene Möhre geben Sie mit dem Gemüse in eine Schüssel. Dazu kommen die Sojaflocken. Alles wird umgerührt. Weiterhin kommen die Eier, das Tomatenmark und der Senf dazu und werden untergerührt.
2. Das getrocknete Eiweißbrot schön klein bröseln und zu den anderen Zutaten in der Schüssel dazugeben und umrühren.
3. Die Masse wird zum Schluss gut mit den frischen Kräutern, dem frisch gepressten Knoblauch und dem Zwiebelpulver gewürzt und zusätzlich mit dem Salz und Pfeffer abgeschmeckt.
4. Aus der Masse werden kleine, flache Teile

geformt, die auf einen Esslöffel passen. Diese Teile kommen in eine mit Olivenöl vorgeheizte Pfanne. Bei mittlerer Hitze werden die Brotteile für etwa 3 bis 4 Minuten von jeder Seite angebraten. Zum Wenden werden ein Pfannenwender und ein Löffel zum Festhalten benötigt, da die Bratlinge schnell durchbrechen können.

Scharfer Lachs nach Thai-Art

Kcal 225 | Eiweiß 19,0 g | Fett 14,0 g | Kohlenhydrate 4,0 g pro Portion
2 Portionen

Zutaten
185 g Lachsfilet (ohne Haut)
70 g Fenchelknolle
120 g Tomaten
1 Frühlingszwiebel
1 kleine rote Chilischote
½ Stiel Koriander
½ Limette
3 TL Olivenöl
Salz
Zucker
Chilipulver, etwas Ingwer, Pfeffer

Zubereitung
1. Die gewaschenen Tomaten werden entkernt und geviertelt. Schneiden Sie das Fruchtfleisch in Würfel.
2. Die geputzten Frühlingszwiebeln schneiden Sie fein.
3. Anschließend waschen und halbieren Sie den

Fenchel, den Sie dann in Würfel schneiden.

4. Die Chilischote wird ebenfalls gewaschen, geputzt und zerhackt. Die Korianderblätter werden gehackt. Die Limette wird ausgepresst.
5. Ca. 1 EL des Limettensafts wird nun mit dem Öl gemischt. Dahinein kommen die kleingeschnittenen Zutaten. Alles wird nun für ungefähr eine halbe Stunde kalt gestellt.
6. Jetzt wird das Lachsfilet in 12 Teile geschnitten, die ungefähr gleich groß sind.
7. Zerbröseln Sie die getrocknete Chilischote und mischen Sie diese mit Pfeffer und dem restlichen Öl. Geben Sie nun alles über das Lachsfilet und lassen Sie es für ca. eine viertel Stunde ziehen.
8. Die Lachswürfel werden nun leicht gesalzen und auf Spieße gesteckt.
9. In einer Pfanne werden nun die Lachsspieße von allen Seiten 5 Minuten lang gegrillt.
10. Nun werden die Lachsspieße mit der Marinade auf den Tellern angerichtet. Limettenspalten auf den Tellern machen das Essen perfekt.

Schellfisch auf Gemüsebeet

Kcal 88 | Eiweiß 13,0 g | Fett 2,0 g | Kohlenhydrate 3,0 g pro Portion
1 Portion

Zutaten
60 g Schellfischfilet
½ kleine Möhre
½ kleine Paprikaschote (rot)
165 ml Fischfond aus dem Glas
½ Schalotte
½ TL Rapsöl
Salz, Pfeffer
Worcestersauce
Frische Petersilie
Frischer Schnittlauch

Zubereitung

1. Die halbe Paprikaschote wird gewaschen, entkernt und in dünne Streifen geschnitten. Die Möhre wird gewaschen, geschält und in Scheiben geschnitten. Nun wird die Schalotte geschält und in Würfel geschnitten.
2. In einem Topf wird das Öl erhitzt. Dahinein kommt das klein geschnittene Gemüse. Mit Salz und Pfeffer abschmecken und für ca. 1 Minute bei mittlerer Hitze unter Rühren andünsten lassen.
3. Nun wird der Fischfond dazu gegossen. Zugedeckt lässt man alles für ca. 5 Minuten leicht kochen.
4. In der Zwischenzeit wird das Fischfilet kalt abgewaschen und mit einem Küchenpapier trocken getupft. Alles wird in Stücke geschnitten

und kommt mit in den Topf. Da kann es ca. 5 Minuten lang mit garen.

5. In der Zwischenzeit die Kräuter waschen, putzen und klein hacken.
6. Die Suppe wird nun mit der Worcestersauce, Salz und Pfeffer abgeschmeckt. Vor dem Servieren werden die Kräuter unter gerührt.

Kabeljau im Mangold-Kohlrabi-Bett

Kcal 225 | Eiweiß 27,0 g | Fett 10,0 g | Kohlenhydrate 5,0 g pro Portion
2 Portionen

Zutaten
275 g Kabeljaufilet
280 g Mangold
120 ml Gemüsebrühe (klassisch)
½ Zwiebel
½ Knoblauchzehe
½ Kohlrabi (ungefähr 150 g)
2 TL Olivenöl
½ Zitrone
40 ml Kochsahne (15% Fett)
Salz, Pfeffer
½ Bund Dill

Zubereitung

1. Die geschälte Zwiebel wie auch der Knoblauch werden fein gehackt. Der gewaschene Mangold in Streifen geschnitten. Zuvor werden die Stiele entfernt. Jetzt wird der Kohlrabi geschält und in Würfel geschnitten.
2. In der Zwischenzeit erhitzen Sie etwas Olivenöl in einer Pfanne. Da hinein geben Sie die Knoblauch-, Zwiebel- und Kohlrabi Würfel sowie die Mangoldstreifen. Für etwa 3 Minuten werden sie angedünstet. Nun wird die Brühe hinzugegossen und alles lässt man für ca. 5 Minuten bei mittlerer Hitze köcheln.
3. Jetzt kann der Fisch abgespült und mit einem Küchentuch trocken getupft werden. Pressen Sie eine Hälfte der Zitrone aus und träufeln diese

über den Fisch.

4. Nun werden die Mangoldblätter unter das gegarte Gemüse gemischt. Darauf wird der Fisch gelegt. Die Kochsahne wird dazu gegossen. Alles wird mit Salz und Pfeffer abgeschmeckt und dann für ca. 5 Minuten bei mittlerer Hitze gedünstet.
5. Zupfen Sie den gewaschenen und trocken geschüttelten Dill und hacken Sie ihn fein.
6. Der restliche Zitronensaft wird über den Fisch gegossen und die Fischpfanne wird mit dem Dill bestreut.

Spinat-Parmesan-Suppe

Kcal 169 | Eiweiß 15,0 g | Fett 11,0 g | Kohlenhydrate 1,0 g pro Portion
1 Portion

Zutaten
65 g junger Blattspinat (frisch)
320 ml Geflügelbrühe
1 EL frisch geriebener Parmesan
1 Ei
Pfeffer, Salz

Zubereitung

1. Bringen Sie die Geflügelbrühe in einem Topf zum Kochen.
2. In der Zwischenzeit wird der Parmesan gerieben und mit den Eiern und dem Pfeffer in einer Schüssel verquirlt.
3. Den geputzten und gewaschenen Spinat schneiden Sie in feine Streifen. Jetzt wird der Spinat für ungefähr 2 Minuten zu der Geflügelbrühe hinzu gegeben und mit gekocht.
4. Die Mischung aus dem Ei und dem Parmesan wird langsam dazugegeben. Es muss dabei ständig gerührt werden. Alles aufkochen lassen.
5. 2 Tassen vorwärmen. Da hinein kommt die Geflügelsuppe und kann nun serviert werden.

Orientalisch gewürzter Grünkohl

Kcal 62 | Eiweiß 4,0 g | Fett 3,0 g | Kohlenhydrate 3,0 g pro Portion

2 Portionen

Zutaten

265 g Grünkohl
1 kleine Chilischote (rot)
1 Zwiebel
1 kleine Knoblauchzehe
1/4 Limette
1 TL Olivenöl
1 TL Sojasauce
Schwarzer Pfeffer, Salz, Kardamom, Kreuzkümmel, frischer Ingwer
Etwas Orangenschale (abgerieben)

Zubereitung

1. Entkernen Sie die halbierte Chilischote und hacken Sie diese grob. Die geschälte Zwiebel und der Knoblauch werden in feine Würfel geschnitten. Der Grünkohl wird verlesen. Die holzigen Stiele werden entfernt.
2. Erhitzen Sie den Wok mit dem Rapsöl. Das Öl wird unter Schwenken verteilt. Der Knoblauch, die gehackte Chilischote und die Zwiebelwürfel werden in den Wok gegeben und für etwa 1 Minute unter Rühren angebraten.
3. Jetzt kann der Grünkohl gewaschen werden und tropfnass in den Wok gegeben werden. Ungefähr 5 Minuten soll er unter Rühren mitbraten.
4. Die halbe Limette wird ausgepresst und der Saft aufgefangen. 2 TL vom Limettensaft und die Sojasauce werden nun unter den Grünkohl gemischt und mit den Gewürzen und der Orangenschale abgeschmeckt.

Bunte Nürnberger-Spieße

Kcal 150 | Eiweiß 6,0 g | Fett 11,0 g | Kohlenhydrate 5,0 g pro Portion
2 Portionen

Zutaten
4 fettreduzierte Nürnberger Rostbratwürstchen (je 20 g)
1/2 grüner Apfel
1/2 kleine gelbe Zucchini
1/2 Frühlingszwiebel
1 kleine rote Zwiebel
1 TL Rapsöl
1 TL Senf (süß)
1 TL Apfelsaft
Pfeffer (aus der Mühle), Salz

Zubereitung

1. Waschen und trocknen Sie die Äpfel und die Zucchini. Anschließend werden beide Zutaten in Scheiben geschnitten.
2. Die Zwiebel wird geschält und in 8 Teile geschnitten. Die Frühlingszwiebel wird in schräge, etwas breitere Scheiben geschnitten, sodass sie auf einen Spieß gesteckt werden können.
3. Weichen Sie die Holzspieße für 15 Minuten in Wasser ein, damit sie nicht verbrennen.
4. Die Würstchen werden quer halbiert und immer abwechselnd mit den Apfel-, Zucchini- Frühlingszwiebel- und Zwiebelstücken auf 6 Spieße gesteckt. Die fertigen Spieße werden nun in eine große Alu-Grill-Schale gelegt.
5. In einer kleinen Schüssel werden nun das Öl, der

Apfelsaft und der Senf verrührt. Der Pfeffer wird untergerührt.

6. Die Spieße werden nun mit der Mischung aus der kleinen Schüssel bestrichen und für etwa 10 Minuten auf dem heißen Rost gegart. In dieser Zeit sollten die Spieße ungefähr 3 Mal gewendet werden. Nun kann serviert werden.

Italienischer Salat mit Pinienkernen

Kcal 310 | Eiweiß 15,0 g | Fett 28,0 g | Kohlenhydrate 4,0 g pro Portion
2 Portionen

Zutaten
165 g frischer junger Blattspinat
120 g Kirschtomaten
15 g Pinienkerne
5 EL Rotweinessig
Jodsalz, Pfeffer, Zucker
1 TL Limettensaft (frisch)
2 EL Olivenöl
1 Packung mit Mozzarella-Kugeln
1 Kopfsalatherz
Frische Kräuter (Basilikum und Oregano)

Zubereitung

1. Rösten Sie die Pinienkerne ohne Fett in einer Pfanne.
2. In einer kleinen Schüssel werden Essig, Limettensaft, Salz, Pfeffer und Zucker verrührt. Jetzt wird noch das Öl untergerührt.
3. Aus dem geputzten Spinat und Kopfsalat werden kleine Teile herausgezupft. Alles muss gut abtropfen.

4. Die Kirschtomaten werden gewaschen und in vier Teile geschnitten.
5. Die Mozzarella-Kugeln werden aus der Verpackung genommen. Man lässt sie gut abtropfen.
6. Rühren Sie jetzt die Kresse mit dem Dressing unter.
7. Jetzt werden der Spinat, der Kopfsalat, die Mozzarella-Kugeln und die Kirschtomaten gemischt und auf einem flachen Teller angerichtet. Das Dressing wird drüber geträufelt. Jetzt werden noch die gerösteten Pinienkerne über das Gericht gestreut.

Gurken-Tomatensalat mit Schafskäse

Kcal 80 | Eiweiß 5,0 g | Fett 5,0 g | Kohlenhydrate 3,0 g pro Portion
1 Portion

Zutaten
80 g Salatgurke
80 g Cherrytomaten
45 g Schafskäse (9% Fett)
1 Zweig Minze

Zubereitung

1. Waschen Sie die Tomaten und die Gurke und reiben Sie diese anschließend trocken. Die Stielansätze der Tomaten werden entfernt. Nun werden die Tomaten und die Gurke in Würfel geschnitten.
2. Jetzt wird der Schafskäse in Würfel geschnitten.
3. Nun wird die Minze gewaschen, trocken geschüttelt und die Blätter werden abgezupft.
4. Das Gemüse, der Käse und die Minze werden nun auf einen Teller angerichtet. Jetzt kann serviert werden.

Ofen-Spargel mit würziger Marinade und pochiertem Ei

Kcal 158 | Eiweiß 10,0 g | Fett 12,0 g | Kohlenhydrate 4,0 g pro Portion
2 Portionen

Zutaten
450 ml Wasser
225 g grüner Spargel
2 mittelgroße Eier
½ TL Sonnenblumenöl
½ TL Weißweinessig
1 TL Senf
1 TL Mayonnaise (fettarm)
1 TL frischer Zitronensaft
Zucker
Salz, Pfeffer

Zubereitung

1. Heizen Sie den Backofen auf 180 Grad vor. Schneiden Sie die 2 cm unterhalb des Strunks vom Spargel ab und legen Sie den Spargel auf das Backblech, welches mit Backpapier ausgelegt wurde.
2. Beträufeln Sie den Spargel nun mit Öl, geben Sie Pfeffer und Salz hinzu und lassen alles für ca. eine Viertelstunde backen.
3. In der Zwischenzeit verrühren Sie die Mayonnaise, den Zucker, Senf und Zitronensaft. Pfeffern und Salzen Sie die Soße.
4. Bringen Sie den Weißweinessig und das Wasser in einem Topf zum Kochen. Schlagen Sie ein Ei hinein und pochieren Sie dies für 3 bis 4 Minuten. Anschließend nehmen Sie es aus dem

Wasser und halten es warm. Diesen Vorgang wiederholen Sie, bis alle 4 Eier fertig sind.

5. Anschließend können Sie den fertig gebackenen Spargel auf die Teller verteilen und mit der Soße sowie einem Ei servieren.

Wachteleier

Kcal 80 | Eiweiß 5,0 g | Fett 6,0 g | Kohlenhydrate 0,0 g pro Portion
2 Portionen

Zutaten
4 Wachteleier
Frischer Schnittlauch
½ TL Trüffel Öl
5 TL Sojacreme
Salz, Pfeffer

Zubereitung

1. 2 kleine Förmchen mit Trüffel Öl bestreichen. Die Förmchen müssen feuerfest sein.
2. Jetzt werden in jedes Förmchen jeweils 2 Wachteleier aufgeschlagen und hinein gegeben.
3. Die Sojacreme wird mit Salz und Pfeffer gewürzt und über die Wachteleier gegeben.
4. Nun wird der Backofen auf 200 °C (Umluft: 180 °C, Gas: Stufe 3) vorgeheizt.
5. Die Förmchen kommen jetzt für ca. 6 Minuten in den Backofen, bis alles wachsweich gebacken sind.
6. Jetzt wird der Schnittlauch gewaschen und in kleine Röllchen geschnitten. Am Ende der Garzeit wird der Schnittlauch über die Eier verteilt. Nun kann serviert werden.

Thunfisch-Grillspieße mit Thai-Dressing

Kcal 125 | Eiweiß 14,0 g | Fett 7,0 g | Kohlenhydrate 2,0 g pro Portion
4 Portionen

Zutaten
225 g frischer Thunfisch, Filet in 4 lange Streifen geschnitten
120 ml Kokosmilch
1 TL Chilisauce
½ TL Erdnussöl
½ mittelgroße Limette, ohne Saft
1 kleine Knoblauchzehe, gehackt
1 TL Lauch, gehackt
1 TL frischer Ingwer, gehackt
2 TL Erdnussbutter
½ TL Sojasauce
Frischer Koriander nach Geschmack

Zubereitung

1. Zunächst weichen Sie 4 Holzspieße für etwa eine halbe Stunde in kaltes Wasser ein, um ein späteres Verbrennen zu verhindern.
2. Nun erhitzen Sie das Öl bei mittlerer Hitze in einer Pfanne.
3. Braten Sie den Knoblauch sowie den Ingwer für 60 Sekunden an und geben Sie anschließend die Sojasoße, die Kokosmilch sowie die Erdnussbutter dazu.
4. Lassen Sie alles bei geringer Hitze für zehn Minuten garen und geben Sie abschließend den Limettensaft sowie die Chilisoße dazu. Hacken Sie einige Koriander-Blättchen und fügen Sie diese nach Geschmack dazu.

5. Stecken Sie die Fischstreifen auf die Holzspieße und bepinseln diese komplett mit der Soße. Anschließend legen Sie diese auf den vorgeheizten Grill und grillen beide Seiten etwa zwei Minuten lang.
6. Abschließend garnieren Sie die Spieße mit Lauch und reichen die restliche Soße als Dip.

Vegetarische Gerichte

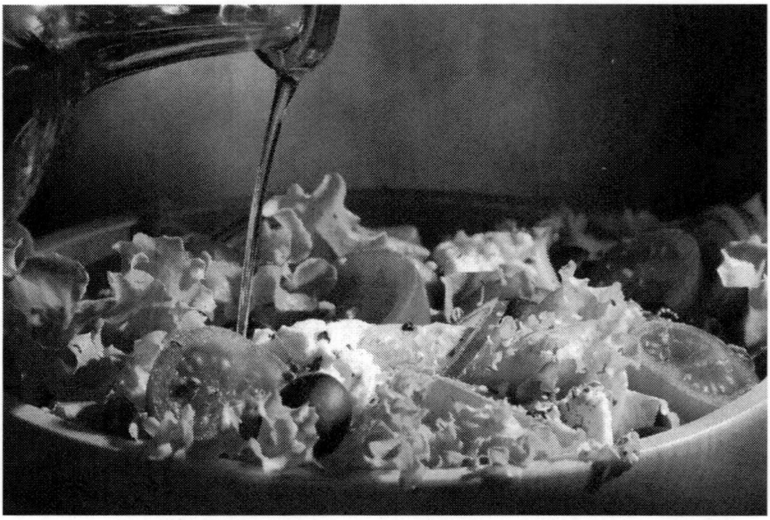

Pilz-Gemüse Pfanne

Kcal 126 | Eiweiß 14,0 g | Fett 6,0 g | Kohlenhydrate 8,0 g pro 100 g

4 Portionen

Zutaten
1 gelbe Zucchini (mittlere Größe)
1 grüne Zucchini
4 Schalotten
1 Bund Petersilie
20 g frischer Ingwer
2 Chili-Schoten
Salz, Pfeffer, Muskat
2 EL Olivenöl

Zubereitung

1. Die geputzten Champignons, die abgespülte Chili-Schote und die gewaschene Zucchini werden in Scheiben geschnitten.
2. Die geschälten Schalotten und der Ingwer werden fein gewürfelt. Die Petersilie wird klein gehackt.
3. Geben Sie die Schalotten, die Pilze und die Zucchini in eine beschichtete Pfanne mit etwas Öl. Braten Sie alles leicht an und geben Sie Chili und Ingwer dazu. Braten Sie alles so lange, bis die Zucchini und die Pilze ein angenehmes Röstaroma entfalten.
4. Heben Sie zum Schluss Petersilie unter, schmecken alles mit Salz und Pfeffer ab und servieren dieses Gericht.

Zarte Zucchini-Scheiben

Kcal 196 | Eiweiß 9,0 g | Fett 15,0 g | Kohlenhydrate 6,0 g pro 100 g
2 Portionen

Zutaten
1 grüne Zucchini (ca. 170 g)
1 kleine gelbe Zucchini (ca. 100 g)
3 TL Olivenöl
Salz, Pfeffer
20 g eingelegte getrocknete Tomaten
15 g grüne Oliven (ohne Stein)
2 Stiele frischer Basilikum
40 g Ricotta
40 g Feta
1 getrocknete Chilischote
1 EL Pinienkerne
10 g Rucola

Zubereitung

1. Schneiden Sie von den gewaschenen Zucchini die Enden ab und hobeln Sie diese in der Länge in dünne Scheiben von etwa 5 mm Dicke.
2. Anschließend legen Sie die Zucchinischeiben auf ein Backblech, bestreichen diese mit Öl und würzen sie mit Pfeffer und Salz.
3. Backen Sie die Zucchinistreifen im vorgeheizten Backofen für 8 Minuten auf der mittleren Schiene bei 220 °C (Umluft 200 °C, Gas: Stufe 3–4).
4. Anschließend können Sie diese aus dem Ofen nehmen und abkühlen lassen.
5. Nun lassen Sie die getrockneten Tomaten abtropfen und hacken die Oliven fein.
6. Vom gewaschenen, trocken geschüttelten

Basilikum zupfen Sie die Blätter ab und schneiden diese klein.

7. Die abgetropften Tomaten werden ebenfalls klein gehackt.
8. Nun verrühren Sie Basilikum, Oliven und Tomaten mit Ricotta und Feta würzen und die Masse mit ein wenig von der zerbröselten Chilischote, dem Pfeffer und dem Salz.
9. Rösten Sie die Pinienkerne ohne Fett in einer Pfanne.
10. Den geputzten und gewaschenen Rucola schleudern Sie anschließend trocken.
11. Auf die auf dem Teller verteilten Zucchinischeiben werden mit zwei angefeuchteten Esslöffeln Nocken aus der Ricotta Masse geformt und dazu gegeben. Anschließend garnieren Sie die Zucchinischeiben mit Rucola und den gerösteten Pinienkernen.

Auberginen-Röllchen

Kcal 184 | Eiweiß 6,0 g | Fett 13,0 g | Kohlenhydrate 9,0 g pro 100 g

3 Portionen

Zutaten

1 mittelgroße Aubergine
125 g Dosentomaten
½ Paprikaschote
2 Schalotten
1 Zehe Knoblauch
3 TL Olivenöl
3 EL Orangensaft
30 g getrocknete Tomaten (in Öl)
30 g Ziegenfrischkäse
Je 30 g Ricotta und Mascarpone
1 TL Semmelbrösel
Je 2 Stiele Basilikum und Thymian
Salz, Pfeffer

Zubereitung

1. Entkernen, vierteln und würfeln Sie die gewaschene Paprikaschote fein.
2. Anschließend schneiden Sie die geschälten Schalotten in kleine Würfel und hacken den geschälten Knoblauch.
3. In einer beschichteten Pfanne mit 1 EL Öl dünsten Sie nun den Knoblauch, die gewürfelte Paprika und die Schalotten an.
4. Geben Sie hier den Orangensaft sowie die Tomaten aus der Dose hinzu und lassen alles zusammen für etwa 5 Minuten auf kleiner Hitze köcheln.

5. Schmecken Sie die Speise mit Honig, Pfeffer und Salz ab. Geben Sie diese in eine Auflaufform und stellen Sie diese zur Seite.
6. Die jetzt gewaschenen und geputzten Auberginen schneiden Sie der Länge nach in Scheiben von einer Dicke von etwa 5 mm.
7. Bestreichen Sie die Auberginenscheiben beidseitig mit Öl, salzen Sie diese und verteilen Sie dieselben anschließend auf ein mit Backpapier ausgelegtes Backblech.
8. Grillen Sie auf die Scheiben für rund 4 Minuten auf jeder Seite bei mittlerer Stufe. Anschließend nehmen Sie diese zum Abkühlen aus dem Backofen.
9. Die abgetropften Tomaten würfeln Sie fein und verteilen diese in einer Schüssel.
10. Mischen Sie die Tomaten mit Pfeffer, Salz, Ricotta, Mascarpone den Semmelbröseln sowie dem Ziegenkäse.
11. Die gewaschenen und trocken geschüttelten Kräuter werden von den Blättchen befreit. Diese hacken Sie fein und heben Sie vorsichtig unter die Käsemischung.
12. Verteilen Sie 1 EL hiervon auf den beiseite gestellten Auberginenscheiben und rollen Sie diese vorsichtig auf.
13. Die Röllchen werden nun sehr dicht aneinander auf die Sauce in der Auflaufform gelegt. Im bereits vorgeheizten Backofen backen Sie diese bei 180 °C (Umluft: 160 °C, Gas: Stufe 2-3) für eine Viertelstunde.

Tofu vom Grill

Kcal 288 | Eiweiß 26,0 g | Fett 16,0 g | Kohlenhydrate 7,0 g pro 100 g
2 Portionen

Zutaten
350 g fester Tofu
½ Orange
2 EL Sojasauce
1 TL Ahornsirup
3 Baby-Paksoi
½ kleine Möhre
15 g frischer Ingwer
½ Schalotte
1 EL Olivenöl
Salz, Pfeffer, Chilipowder

Zubereitung

1. Von der ausgepressten Orange verrühren Sie 5 EL Orangensaft mit den Gewürzen, dem Ahornsirup und der Sojasauce.
2. Stellen Sie 2 EL Flüssigkeit zur Seite.
3. Die in 2 Teile geschnittenen Tofus geben Sie in die Auflaufform und übergießen ihn mit der Sauce. Stellen Sie diesen nun im abgedeckten Zustand für 6 Stunden in den Kühlschrank.
4. Den geputzten und gewaschenen Baby-Paksoi lassen Sie gut abtropfen. Die geschälte Möhre wird in sehr feine Streifen gehobelt. Den geschälten Ingwer schneiden Sie in feine Streifen. Die geschälte Schalotte hacken Sie klein.
5. Erhitzen Sie nun 1 TL Öl in einem Topf und dünsten Sie darin die Schalotte und den Ingwer bei mittlerer Hitze für 120 Sekunden an.

Nachdem Sie die Möhrenstreifen hinzugegeben haben, dünsten Sie diese für weitere 60 Sekunden an.

6. Legen Sie Paksoi in den Topf und bedecken diesen mit der Sauce. Dünsten Sie diesen für 120 Sekunden abgedeckt an. Anschließend wenden Sie ihn und halten ihn im Topf warm.
7. Die erhitzte Grillpfanne wird mit dem restlichen Öl gefettet. Der abgetropfte Tofu wird nun für 1 – 2 Minuten von jeder Seite gut gegrillt.

Gefüllte Spinat-Pilze

Kcal 192 | Eiweiß 10,0 g | Fett 15,0 g | Kohlenhydrate 2,0 g pro 100 g

2 Portionen

Zutaten

3 Porto Bello-Speisepilze (insgesamt ca. 250 g)
40 g Roquefort-Käse
140 g frischer Blattspinat
1 Zehe Knoblauch
2 TL Olivenöl
2 EL Marsala
Salz, schwarzer Pfeffer, Muskat zum Abschmecken

Zubereitung

1. Von den gesäuberten Pilzen werden die Stiele vorsichtig entfernt. Der geschälte Knoblauch wird fein gehackt.
2. Anschließend schleudern Sie den geputzten und gewaschenen Spinat trocken.
3. In einer mit 2 EL Öl erhitzten Pfanne braten Sie die Pilze von jeder Seite für etwa 2 bis 3 Minuten. Vergessen Sie das pfeffern und salzen nicht! Mit der jeweils offenen Seite werden nun die Pilze nach oben in die Auflaufform gelegt.
4. Geben Sie das restliche Öl in die beschichtete Pfanne und dünsten Sie darin den Knoblauch an. Anschließend erhitzen Sie den dazugegebenen Spinat unter Wenden für 1 Minute an, bis dieser zusammenfällt, jedoch seinen Biss behält.
5. Rühren Sie nun Marsala ein und lassen Sie es einkochen. Würzen Sie mit den Gewürzen.
6. Über die Pilze bröseln Sie nun den Käse und backen diese im vorgeheizten Backofen auf der untersten Schiene bei 200 °C (Umluft: 180 °C, Gas: Stufe 3) für 10 Minuten.

Frischkäse-Rot-Grün

Kcal 100 | Eiweiß 12,0 g | Fett 3,0 g | Kohlenhydrate 5,0 g pro 100 g
4 Portionen

Zutaten
300 g körniger Frischkäse (0,8 % Fett)
4 kleine Salatgurken (insgesamt ca. 400 g)
12 Kirschtomaten
2 EL Sonnenblumenkerne
Salz, Pfeffer
4 Stiele frischer Basilikum
4 Stiele frischer Oregano

Zubereitung

1. Die gewaschene und trockengeriebenen Gurken werden der Länge nach halbiert. Mit einem Teelöffel entfernen Sie die Kerne.
2. Nun können Sie in einer beschichteten Pfanne die Sonnenblumenkerne ohne Zugabe von Fett anrösten, bis diese eine hellbraune Färbung annehmen.
3. Die gewaschenen Tomaten vierteln Sie. Schneiden Sie die Stielansätze vorsichtig heraus und würfeln Sie das Fruchtfleisch.
4. Mischen Sie den Frischkäse mit den gewürfelten Tomaten und den Sonnenblumenkernen. Schmecken Sie die Masse mit Pfeffer und Salz ab.
5. Die gewaschenen und trocken geschüttelten Kräuter werden nun von den Blättern befreit. Diese schneiden Sie in Steifen.
6. Füllen Sie die Frischkäse-Tomaten-Masse in die Gurkenhälften und bestreuen Sie diese kurz vor dem Anrichten mit dem Basilikum.

Frische Bärlauch-Suppe

Kcal 137 | Eiweiß 2,0 g | Fett 12,6 g | Kohlenhydrate 11,0 g pro 100 g
2 Portionen

Zutaten
80 g Bärlauch
70 ml Crème fraîche
230 ml Gemüsebrühe
½ Schalotte
1 TL Olivenöl
¼ Bund Schnittlauch
¼ Bund Petersilie
Salz, Pfeffer

Zubereitung

1. Der gewaschene und trocken geschüttelte Bärlauch wird in dünne Streifen geschnitten. Die geschälte Schalotte wird fein gewürfelt und der Schnittlauch sowie die Petersilie werden fein gehackt.
2. Erhitzen Sie Öl in einem Topf und lassen darin die Schalotte glasig dünsten.
3. Geben Sie nun den Bärlauch und die Brühe dazu und lassen alles für ca. 10 Minuten köcheln.
4. Pürieren Sie alles mit einem Pürierstab zu einer feinen Masse. Rühren Sie Crème fraîche unter und lassen alles kurz aufkochen. Schmecken Sie mit Salz und Pfeffer ab.
5. Pürieren Sie nochmals und rühren anschließend die frischen Kräuter ein.
6. Verteilen Sie die Suppe auf Teller und servieren Sie dieses Gericht.

Zarte Pilz-Streifen

Kcal 158 | Eiweiß 9,0 g | Fett 12,0 g | Kohlenhydrate 2,0 g pro 100 g
2 Portionen

Zutaten
140 g braune Champignons
125 g Steinpilze
3 TL weißer Balsamessig
Messerspitze eines milden Honigs
3 TL Olivenöl
1 gehäufter TL Pinienkerne
1 kleines Stück Parmesankäse (ca. 15 g)
Salz, Pfeffer
2 Stiele frische Minze

Zubereitung

1. Die gewaschene und trocken geschüttelte Minze befreien Sie von den Blättern. Einige davon legen Sie zu Seite, den Rest hacken Sie fein.
2. Verrühren Sie nun den Honig mit dem Essig sowie mit 2 EL kaltem Wasser, dem Olivenöl sowie der gehackten Minze zu einem Dressing und schmecken alles mit Pfeffer und Salz ab.
3. Die geputzten und mit Küchenpapier sauber geriebenen Pilze spülen Sie bei Bedarf kurz unter fließendem Wasser ab.
4. Schneiden Sie diese nun mit einem scharfen Messer längs in dünne Scheiben.
5. Die Pilzscheiben beträufeln Sie mit dem fertigen Dressing und geben frisch gemahlenen Pfeffer hinzu.
6. In einer beschichteten Pfanne rösten Sie die Pinienkerne goldbraun an. Lassen Sie diese

anschließend abkühlen. In der Zwischenzeit können Sie den Parmesan über die Pilze hobeln.

7. Garnieren Sie diese nun mit den Pinienkernen und streuen Sie die Minzblättchen darüber.

Low Carb Pastinaken

Kcal 192 | Eiweiß 5,0 g | Fett 15,0 g | Kohlenhydrate 7,0 g pro 100 g
2 Portionen

Zutaten
175 g Pastinaken
75 g ungeschälte Mandelkerne
1 Zweig Rosmarin
1 TL flüssiger Honig
3 TL Olivenöl
2 Stiele frische Petersilie
Salz, Pfeffer

Zubereitung

1. Die gewaschenen und geputzten Pastinaken schälen Sie großzügig mithilfe eines Spargelschälers. Halbieren oder vierteln Sie diese und geben Sie alles in eine Schüssel.
2. Den gewaschenen Rosmarin schütteln Sie trocken. Die abgezupften Nadeln hacken Sie fein. Verrühren Sie diese zusammen mit dem Honig, dem Öl sowie mit ein wenig Pfeffer und Salz.
3. Geben Sie das Würz-Öl über die Pastinaken und mischen Sie alles gut durch.
4. Backen Sie diese nun im vorgeheizten Backofen bei 200 °C (Umluft: nicht empfehlenswert, Gas: Stufe 3) für 25 Minuten auf der 2. Schiene von unten. Nach einer Viertelstunde wenden Sie

diese.

5. Hacken Sie in der Zwischenzeit die Mandeln und streuen Sie diese über das Gemüse.
6. Von der gewaschenen, trocken geschüttelten Petersilie zupfen Sie die Blätter ab und hacken diese fein. Anschließend können Sie diese über die gebackenen Pastinaken streuen.

Zucchini vom Grill

Kcal 144 | Eiweiß 7,0 g | Fett 10,0 g | Kohlenhydrate 5,0 g pro 100 g
2 Portionen

Zutaten
100 g Schafskäse (9 % Fettgehalt)
0,5 Bund Schnittlauch
1 Stück Zucchini
50 g Ajvar
2 TL Olivenöl
Salz

Zubereitung

1. Der gewaschene und trocken geschüttelte Schnittlauch wird in Röllchen von 2 cm Länge geschnitten.
2. Die geputzten, gewaschenen Zucchini hobeln Sie mithilfe eines Gemüsehobels oder Spargelschälers längs in dünne Scheiben.
3. Legen Sie diese auf sauberem Küchenpapier aus, bestreuen sie mit ein wenig Salz und lassen das Wasser für etwa 5 Minuten ziehen.
4. Lassen Sie in der Zwischenzeit den Schafskäse abtropfen und schneiden ihn in lange Stifte.
5. Tupfen Sie die Zucchinischeiben mit

Küchenpapier vorsichtig trocken. Abhängig von deren Größe legen Sie 2 bis 3 Scheiben leicht übereinander lappend auf die Arbeitsfläche. 8 Röllchen sollten es werden.

6. Bestreichen Sie diese mit 1 TL Ajvar und belegen Sie diese anschließend mit dem Schafskäse. Rollen Sie nun die Zucchinischeiben auf und stecken diese mit jeweils einem Zahnstocher fest.
7. Die Röllchen geben Sie in eine Aluschale und beträufeln Sie mit etwas Öl. Nun garen Sie diese für 5 bis 8 Minuten auf einem heißen Grill. Anschließend werden diese mit dem Schnittlauch bestreut.

Gebratene Tomaten

Kcal 300 | Eiweiß 19,0 g | Fett 22,0 g | Kohlenhydrate 5,0 g pro 100 g
1 Portion

Zutaten
110 g Tofu
2 kleine Tomaten (je 80 g)
4 Blätter Bärlauch
1 TL Kürbiskerne
2 TL Olivenöl
Salz, Pfeffer

Zubereitung

1. Schneiden Sie aus den gewaschenen Tomaten keilförmig die Stielansätze heraus. Nun können Sie das Fruchtfleisch in Scheiben schneiden.
2. Den abgetropften Tofu schneiden Sie in Scheiben.
3. Anschließend hacken Sie den gewaschenen und trocken geschüttelten Bärlauch mit einem großen Messer fein.
4. Geben Sie diese zusammen mit dem Öl und den Kürbiskernen in einen Mörser und zerreiben Sie diese zu einer feinen Paste.
5. Aus einer doppelt gelegten Alufolie formen Sie 1 kleines Schälchen, in das Sie die Tofu- und Tomatenscheiben schichten. Streuen Sie Pfeffer und Salz darüber.
6. Jetzt beträufeln Sie alles mit dem Bärlauch-Pesto und garen Sie die Speise für eine Viertelstunde auf dem heißen Grill.

Gegrillte Paprika

Kcal 115 | Eiweiß 10,0 g | Fett 6,0 g | Kohlenhydrate 3,0 g pro 100 g

2 Portionen

Zutaten

50 g Kirschtomaten (4 Stück)
120 g Tofu
3 EL Teriyaki-Sauce
½ gelbe Paprikaschote
Pfeffer, Salz, Chilipowder
1 TL Sesamöl

Zubereitung

1. Lassen Sie den Tofu abtropfen und schneiden Sie diese in 2 cm große Würfel.
2. Diese geben Sie in eine Schüssel und mischen Sie Teriyaki-Sauce darunter. Lassen Sie alles für eine halbe Stunde ziehen und wenden Sie gelegentlich.
3. Inzwischen entfernen Sie von der gewaschenen Paprikaschote die Kerne und halbieren diese. Anschließend schneiden Sie die halbierte Paprika in gleichmäßig große Stücke.
4. Die gewaschenen und geputzten Tomaten lassen Sie in einem Sieb abtropfen.
5. Nun können Sie die Paprikastücke, den Tofu sowie die Tomaten abwechselnd auf die Grillspieße stecken.
6. Anschließend geben Sie diese in eine Alu-Grillschale und garen diese unter gelegentlichem Wenden auf dem heißen Grill für etwa 7 Minuten. Vergessen Sie dabei nicht das Würzen der Spieße!
7. Beträufeln Sie die Spieße mit Sesamöl und servieren Sie diese.

Kräuter-Tomaten

Kcal 142 | Eiweiß 8,0 g | Fett 8,0 g | Kohlenhydrate 7,0 g pro 100 g
2 Portionen

Zutaten
60 g Kapernäpfel
2 große Tomaten (je 170 g)
100 g Ricotta
1 Stiel Basilikum
3 Frühlingszwiebeln
½ Bio-Zitrone
20 g grüne Oliven (ohne Stein)
1 Knoblauchzehe
Salz, Cayennepfeffer

Zubereitung

1. Schneiden Sie von den gewaschenen Tomaten den Kopf ab und entfernen Sie die Kerne. Lassen Sie die Tomaten anschließend über Kopf abtropfen.
2. Schütteln Sie das gewaschene Basilikum trocken, zupfen Sie vorsichtig die Blätter ab und schneiden diese in feine Streifen.
3. Die geputzten und gewaschenen Frühlingszwiebeln schneiden Sie in dünne Ringe. Hacken Sie jetzt die Oliven grob und geben beide Zutaten zum Basilikum.
4. Hierzu geben Sie Ricotta hinzu. Anschließend drücken Sie den geschälten Knoblauch durch eine Knoblauchpresse dazu und würzen alles mit dem Cayennepfeffer sowie dem Salz. Mischen Sie alles gut durch.
5. Setzen Sie nun die abgetropften Tomaten einzeln

auf ein Stück Alufolie und befüllen Sie diese mit der Ricotta-Masse. Anschließend setzen Sie den Deckel wieder obenauf.

6. Klappen Sie die Alufolie über die Tomaten zusammen und grillen Sie diese für 8 bis 10 Minuten auf einem heißen Grill.
7. Inzwischen lassen Sie die Kapern auf einem Sieb abtropfen. Waschen Sie die Zitrone heiß ab, reiben diese trocken und schneiden sie anschließend in Spalten. Die Zitronenspalten sowie die Kapern servieren Sie anschließend zusammen mit den gegrillten Tomaten.

Eingelegter Spargel

Kcal 140 | Eiweiß 5,0 g | Fett 10,0 g | Kohlenhydrate 6,0 g pro 100 g
2 Portionen

Zutaten

220 g weißer Spargel
220 g grüner Spargel
175 ml mediterrane Gemüsebrühe
2 schlanke Möhren (ca. 125 g)
40 ml Weißweinessig
1 Lorbeerblatt
4 Pfefferkörner
4 TL Olivenöl
2 Stiele Petersilie
1 Zweig Thymian
1 Knoblauchzehe
½ Bio-Zitrone
Salz

Zubereitung

1. Schälen Sie mithilfe eines Spargelschälers den gewaschenen weißen Spargel. Anschließend schälen Sie das untere Drittel des grünen Spargels.
2. Befreien Sie den Spargel von sämtlichen holzigen Enden.
3. Schälen Sie die geputzten Möhren und vierteln Sie diese in der Länge.
4. Waschen Sie den Thymian und die Petersilie. Den geschälten Knoblauch halbieren Sie.
5. Anschließend reiben Sie die gewaschene Zitrone trocken und schneiden diese in zwei Hälften. Eine der Hälften schneiden Sie in Scheiben. Von

der zweiten Hälfte ziehen Sie die Schale dünn ab.

6. Legen Sie die Zitronenscheiben in 400 ml Salzwasser und bringen Sie diese zum Kochen.
7. Die Möhren sowie den weißen Spargel legen Sie in einen Dampfeinsatz und lassen Sie für 10 Minuten über dem kochenden Wasser dämpfen.
8. Nehmen Sie nun das Gemüse heraus und geben es in eine flache Auflaufform.
9. Dämpfen Sie nun den grünen Spargel für 5 bis 8 Minuten.
10. Währenddessen können Sie die Gemüsebrühe zusammen mit Essig in einen Topf geben. Hinzu fügen Sie eine große Prise Salz, 2 Stiele Petersilie, den Knoblauch, das Lorbeerblatt, die Pfefferkörner, den Thymian sowie die Zitronenschale. Lassen Sie alles kurz aufkochen und anschließend für eine Viertelstunde bei kleiner Hitze köcheln.
11. Nun geben Sie den grünen Spargel in eine Auflaufform. Geben Sie den Sud von der Brühe durch ein Sieb über das Gemüse und lassen Sie diesen abkühlen. Anschließend marinieren Sie diesen für wenigstens 3 Stunden im abgedeckten Zustand im Kühlschrank. Vergessen Sie nicht, diesen zwischendurch immer wieder einmal mit etwas Sud zu begießen.

Spinat einmal anders

Kcal 178 | Eiweiß 13,0 g | Fett 12,0 g | Kohlenhydrate 2,0 g pro 100 g
2 Portionen

Zutaten
500 g frischer Blattspinat
2 Eier
1 Knoblauchzehe
½ Zwiebel
2 TL Rapsöl
Muskatnuss, Salz, Pfeffer zum Abschmecken

Zubereitung

1. Würfeln Sie den geschälten Knoblauch und die Zwiebel fein.
2. Den gründlich geputzten und gewaschenen Spinat lassen Sie in einem Sieb abtropfen.
3. Erhitzen Sie nun das Rapsöl in einem Topf, worin Sie den Knoblauch und die Zwiebel andünsten, bis sie glasig erscheinen.
4. Den noch tropfnassen Spinat geben Sie hinzu und lassen ihn unter Rühren zusammenfallen. Reiben Sie Muskat hinein und würzen Sie mit Pfeffer und Salz.
5. Den fertigen Spinat lassen Sie ein wenig abkühlen.
6. Anschließend formen Sie aus dem Spinat 4 feste Kugeln und drücken diese gut aus.
7. Die Spinatkugeln legen Sie auf ein mit Backpapier ausgelegtes Backblech und drücken diese flach an, so dass mittig eine Vertiefung entsteht.
8. Schlagen Sie nun die Eier einzeln auf und lassen

diese in je eine dieser Vertiefungen gleiten.

9. Die fertigen Spinatkugeln backen Sie im vorgeheizten Backofen auf der 2. Schiene bei 200 °C (Umluft 180 °C, Gas Stufe: 3) für 15 bis 20 Minuten. Vergessen Sie nicht, diese mit Pfeffer und Salz zu würzen.

Gemüse-Eierkuchen

Kcal 200 | Eiweiß 10,0 g | Fett 14,0 g | Kohlenhydrate 8,0 g pro 100 g
1 Portion

Zutaten
2 kleine Tomaten
1 kleine Zwiebel
1 kleine Paprikaschote (ca. 125 g)
2 TL saure Sahne
1 Knoblauchzehe
1 TL Olivenöl
1 Ei
Salz, Pfeffer, Muskatnuss
2 Stiele glatte Petersilie
1 Zweig Thymian

Zubereitung

1. Schneiden Sie die geschälte Zwiebel in kleine Würfel.
2. Die gewaschene und entkernte Paprikaschote halbieren Sie und schneiden diese anschließend in Streifen.
3. Lösen Sie die die Stielansätze bei den Tomaten keilförmig heraus. Tauchen Sie diese nun für kurze Zeit in kochendes Wasser. Nachdem Sie diese wieder herausgenommen haben, spülen Sie

die Tomaten kalt ab und entfernen vorsichtig die Haut. Nun können Sie die Tomaten in kleine Würfel teilen.

4. Halbieren Sie jetzt den geschälten Knoblauch und reiben Sie eine beschichtete Pfanne mit einer halben Knoblauchzehe ein.
5. In der mit Öl erhitzten Pfanne dünsten Sie den Thymian mit den Zwiebelwürfeln bei mittlerer Hitze an.
6. Geben Sie die Paprikastreifen hinzu und dünsten diese für etwa drei Minuten an. Anschließend geben Sie die gewürfelten Tomaten hinzu und dünsten diese ebenfalls für rund drei Minuten an.
7. Jetzt verquillen Sie die saure Sahne mit den Eiern und würzen alles mit dem abgeriebenen Muskat, Pfeffer und Salz. Gießen Sie die fertige Mixtur über das Gemüse und lassen Sie dieses für etwa 5 bis 8 bei kleiner Hitze stocken.
8. Von der gewaschenen, trocken geschüttelten Petersilie zupfen Sie die Blätter ab und hacken diese fein. Die gehackten Petersilienblätter streuen Sie auf die Gemüse-Eierkuchen.

Tofu-Joghurt-Klöße

Kcal 285 | Eiweiß 24,0 g | Fett 19,0 g | Kohlenhydrate 4,0 g pro 100 g
2 Portionen

Zutaten
220 g schnittfester Tofu
30 g Emmentaler
80 g Joghurt (1,5 % Fett)
1 kleine Möhre (ca. 60 g)
1 kleine Zwiebel
1 rote Chilischote
1 Ei
½ Zitronen
1 Knoblauchzehe
Cayennepfeffer, Salz, Pfeffer
1 TL Rapsöl
2 Stiele Petersilie
2 Stiele Minze

Zubereitung
1. Schneiden Sie den trocken getupften Tofu in kleine Würfel.
2. Drücken Sie diese gut aus.
3. Die geschälte Zwiebel hacken Sie in grobe Würfel. Die geputzte, gewaschene Möhre schälen Sie und schneiden Sie in grobe Würfel. Pürieren Sie die Zutaten mithilfe eines Mixers.
4. Die geputzten Chilischoten entkernen Sie, halbieren Sie in der Länge und hacken diese anschließend grob. Anschließend reiben Sie den Emmentaler fein.
5. Nun zupfen Sie vorsichtig von der gewaschenen, trocken geschüttelten Petersilie die Blätter ab

und hacken diese grob.

6. Geben Sie nun Chili, ein Ei und zusätzlich ein Eigelb, den Emmentaler sowie die Petersilie zum Tofu. Würzen Sie alles mit Pfeffer und Salz und mischen Sie die Masse gut durch. Anschließend stellen Sie alles abgedeckt für eine Stunde kalt.
7. Pressen Sie nun eine halbe Zitrone aus. Den geschälten Knoblauch drücken Sie durch eine Knoblauchpresse.
8. Von der gewaschenen, trocken geschüttelten Minze zupfen Sie die Blätter ab und hacken diese. Anschließend geben Sie diese zum Knoblauch hinzu.
9. Rühren Sie 1 bis 2 EL des Zitronensafts und den Joghurt unter und schmecken Sie mit Cayennepfeffer, Pfeffer und Salz ab.
10. Formen Sie kleine Klößchen aus der Tofu-Masse.
11. In einer mit Öl erhitzten, beschichteten Pfanne braten Sie die Klöße von jeder Seite für 3 bis 4 Minuten bei mittlerer Hitze an, bis sie goldbraun werden. Anschließend können diese mit dem Dip serviert werden.

Scharfe Möhren

Kcal 207 | Eiweiß 18,0 g | Fett 10,0 g | Kohlenhydrate 10,0 g pro 100 g
1 Portion

Zutaten

200 g Möhren (ca. 2 Stück)
25 g Camembert (30 % Fett)
30 g Harzer Käse
4 g Ingwerwurzel
1 Knoblauchzehe
1 rote Chilischote
½ Bio-Orange
1 TL Olivenöl
1 TL heller Balsamessig
1 Zweig Rosmarin
½ Bund Petersilie
Salz, Pfeffer

Zubereitung

1. Die geputzten, gewaschenen Möhren werden geschälten und in der Länge geviertelt.
2. Schälen Sie nun den Knoblauch und den Ingwer. Halbieren und entkernen Sie die gewaschene Chilischote und hacken Sie diese fein.
3. Den abgespülten Rosmarin schütteln Sie trocken und zupfen vorsichtig die Nadeln ab, die Sie anschließend klein hacken.
4. Von der heiß abgespülten Orange reiben Sie rund 1 TL Schale ab. Halbieren Sie die Orange und pressen Sie diese aus.
5. Erhitzen Sie Öl in einer Pfanne und braten Sie Chili, Rosmarin, Ingwer und Knoblauch unter Rühren für 60 Sekunden darin an.

6. Geben Sie nun die Möhren mit der Orangenschale und dem –Saft hinzu und lassen Sie alles bissfest unter häufigem Rühren für 10 Minuten garen. Würzen Sie mit Balsamessig, Pfeffer und Salz.
7. Die gewaschene Petersilie schütteln Sie trocken. Die abgezupften Blätter hacken Sie klein.
8. Schneiden Sie den Harzer Käse sowie den Camembert in Scheiben und richten Sie diese dekorativ an. Nun geben Sie die Möhren hinzu, bestreuen diese mit Petersilie und können das Gericht servieren.

Zucchini-Melonen-Streifen

Kcal 210 | Eiweiß 7,0 g | Fett 17,0 g | Kohlenhydrate 6,0 g pro 100 g
2 Portionen

Zutaten

100 g Schafskäse (9 % Fett absolut)
2 getrocknete Tomaten (ohne Öl)
150 g Honigmelonen
1 kleine Zucchini (ca. 130 g)
2 TL Walnusskerne
½ kleine Zitronen
2 TL klassische Gemüsebrühe
2 TL weißer BalsamessigT
3 TL Olivenöl
1 TL rosa Pfefferbeeren
Salz, Pfeffer

Zubereitung

1. Entkernen Sie die halbe Honigmelone. Schälen Sie diese und schneiden Sie diese anschließend in Spalten.
2. Die gewaschene Zucchini reiben Sie trocken und schneiden sie sowie die Melone längs mithilfe eines Spargelschälers in sehr dünne Scheiben, die dekorativ auf einer Platte angerichtet werden.
3. Auf ein mit Backpapier ausgelegten Backblech legen Sie den in Scheiben geschnittenen Schafskäse und erhitzen diesen für 10 Minuten im vorgeheizten Backofen bei 200 °C (Umluft: 180 °C, Gas: Stufe 3).
4. Zwischenzeitlich pressen Sie aus der halben Zitrone einen Esslöffel Saft heraus. Diesen

verrühren Sie mit Essig, Salz und der Gemüsebrühe. Schlagen Sie jetzt das Olivenöl vorsichtig unter.

5. Würfeln Sie die getrockneten Tomaten und hacken Sie die Walnüsse grob. Beide Zutaten rühren Sie mit den Pfefferbeeren in die Sauce ein.
6. Verteilen Sie den warmen Schafskäse auf die Zucchini-Melonen-Streifen und beträufeln Sie diese mit der Sauce.

Deftiger Eierkuchen mit Spargel

Kcal 204 | Eiweiß 14,0 g | Fett 15,0 g | Kohlenhydrate 3,0 g pro 100 g
2 Portionen

Zutaten
240 g grüner Spargel
2 Eier
10 g Parmesankäse
1 rote Chilischote
1 Knoblauchzehe
2 TL Olivenöl
Salz, Pfeffer
½ Bund Basilikum
2 Stiele Petersilie

Zubereitung

1. Schalen Sie den gewaschenen Spargel im unteren Drittel schälen und entfernen Sie die holzigen Enden. Nun schneiden Sie den Spargel in Stücken von einer Länge von etwa 3 cm.
2. Entkernen Sie die in der Länge halbierte Chilischote und hacken Sie diese fein. Den geschälten Knoblauch hacken Sie ebenfalls fein.
3. Anschließend reiben Sie den Parmesan.
4. Die gewaschenen Kräuter Petersilie und Basilikum schütteln Sie trocken und entfernen anschließend vorsichtig die Blätter. Vom Basilikum legen Sie einige Blätter zur Seite. Die anderen Blätter hacken Sie fein.
5. Jetzt erhitzen Sie etwas Öl in einer beschichteten Pfanne, worin Sie unter Rühren den Spargel bei mittlerer Hitze für ungefähr 5 Minuten braten. Braten Sie auch Chili und Knoblauch kurz mit an.

6. Nun können Sie die Eier miteinander verquirlen. Mischen Sie Parmesan und die gehackten Kräuter unter, würzen Sie alles mit Pfeffer und Salz.
7. Die fertige Eiermischung gießen Sie anschließend über den Spargel und lassen diese für 8 bis 10 Minuten im zugedeckten Zustand bei kleiner Hitze stocken. Um ein Ansetzen zu verhindern schütteln Sie gelegentlich die Pfanne ein wenig.
8. Stürzen Sie nun den Eierkuchen auf einen Teller, schneiden diesen in Stücke und dekorieren Sie ihn mit den zur Seite gelegten Basilikumblättern.

Ricotta-Rösti mit Gemüse

Kcal 288 | Eiweiß 14,0 g | Fett 20,0 g | Kohlenhydrate 9,0 g pro 100 g
3 Portionen

Zutaten

320 g rote und gelbe Tomaten
65 g frischer Blattspinat
25 g Parmesankäse
240 g Ricotta
2 TL Weizen-Vollkornmehl
1 Ei
Salz, Pfeffer
2 kleine rote Zwiebeln
2 TL Balsamessig
1 TL Honig
0,5 Bund Basilikum
4 TL Olivenöl

Zubereitung

1. Den geputzten, gewaschenen Spinat schütteln Sie trocken und schneiden ihn anschließend in Streifen. Reiben Sie den Parmesan fein.
2. Von den gewaschenen Tomaten schneiden Sie vorsichtig die Stielansätze heraus. Versuchen Sie nun, die Tomaten in ganz dünne Scheiben zu schneiden.
3. Die geschälten Zwiebeln schneiden Sie in feine Ringe.
4. Mischen Sie den Honig mit dem Essig, Pfeffer und Salz. Schlagen Sie 3 EL Olivenöl unter. Vom gewaschenen und trocken geschüttelten Basilikum zupfen Sie die Blätter ab.
5. Schichten Sie jetzt von den Tomatenscheiben,

Zwiebelringen und dem Basilikum abwechselnd kleine Türmchen auf ihre Platte und würzen Sie hierbei jede Lage ein wenig mit Pfeffer und Salz. Beträufeln Sie diese auch mit etwas Salatsauce.

6. Lassen Sie die fertigen Türmchen bei Zimmertemperatur etwa eine Viertelstunde ziehen.
7. Zwischenzeitlich erhitzen Sie in einer beschichteten Pfanne das restliche Olivenöl bei mittlerer Hitze.
8. Stechen Sie von der Ricotta-Masse kleine Rösti und geben diese in das heiße Fett. Drücken Sie diese mithilfe eines Löffelrückens flach und lassen Sie die Rösti für 2 Minuten goldbraun braten. Anschließend wenden Sie diese und braten sie weiter für 1 bis 2 Minuten.
9. Geben Sie die Rösti auf die Platte und bestreuen Sie diese mit frisch gemahlenem Pfeffer. Anschließend kann noch ein wenig Parmesan darüber gestreut werden.

Gedünsteter Brokkoli

Kcal 170 | Eiweiß 8,0 g | Fett 11,0 g | Kohlenhydrate 8,0 g pro 100 g
1 Portion

Zutaten
175 g Brokkoli
1 Zehe Knoblauch
1 TL Olivenöl
2 TL Sojasauce
1 TL flüssiger Honig
½ Limette
1 TL Sesamöl
1 TL Sesam

Zubereitung

1. Schneiden Sie die geschälte Knoblauchzehe und schälen in feine Scheiben.
2. Erhitzen Sie Olivenöl in einem Topf und braten Sie darin die Knoblauchscheiben hellbraun an.
3. Geben Sie den Honig und die Sojasauce hinzu und lassen Sie alles zusammen für eine Minute leicht kochen. Anschließend heben Sie das Sesamöl und 1 TL Limettensaft unter und stellen alles zur Seite.
4. In einer beschichteten Pfanne rösten Sie den Sesam hellbraun an.
5. Den gewaschenen Brokkoli teilen Sie in kleine Röschen und schälen den Stiel.
6. Den Brokkoli-Stiel schneiden Sie anschließend in dünne Scheiben und legen den Boden des Dampfeinsatzes damit aus.
7. Legen Sie die Brokkoli Röschen auf die Scheiben und geben Sie den Dampfeinsatz in einen gut

verschließbaren Topf, welcher flach mit Wasser befüllt ist.

8. Den abgedeckten Topf stellen Sie auf den Herd und bringen das Wasser zum Kochen. Lassen Sie den Brokkoli für 6 bis 7 Minuten dämpfen.
9. Nun nehmen Sie den Brokkoli heraus und mischen ihn mit der Sauce. Anschließend bestreuen Sie ihn mit Sesam.

Vegetarische Pizza

Kcal 227 | Eiweiß 12,8 g | Fett 18,4 g | Kohlenhydrate 2,8 g pro 100 g

Zutaten für den Boden
Etwas Kokosmehl
Etwas Wasser
1 Vollei
2 Eiklar
Salz, Pfeffer, Oregano

Zutaten für den Belag
45 g Harzer Käse
3 EL passierte Tomaten
1 frische Schalotte
1 kleine rote Paprikaschote
2 kleine Kirschtomaten
1 Hand voll Rucola
1 Stiel frisches Basilikum
1 Stiel frischer Thymian

Zubereitung

1. Verrühren Sie etwas Wasser mit dem Kokosmehl, Eier und Gewürzen zu einem Teig.
2. Drücken Sie nun den Teig in eine beschichtete

Pfanne. Lassen Sie nun die Pfanne mit geschlossenem Deckel und ohne Fettzugabe für ca. 3 Minuten bei mittlerer Hitze backen.

3. Drehen Sie nun alles um und schließen Sie erneut den Deckel. Backen Sie alles für eine weitere Minute.
4. Die gewaschenen Tomaten werden nun zusammen mit den geschnittenen Paprikaschoten und den Schalotten auf den Pizza-Boden gelegt.
5. Der dünn geschnittene Käse wird darauf verteilt.
6. Schließen Sie den Deckel und backen alles bei geringer Hitze so lange, bis der Käse schön zerlaufen ist.
7. Belegen Sie nun die Pfannen-Pizza noch mit einer Hand voll Rucola.

Ziegen-Frischkäsetaler

Kcal 275 | Eiweiß 4,0 g | Fett 11,0 g | Kohlenhydrate 9,0 g pro 100 g
1 Portion

Zutaten
2 kleine Ziegen-Frischkäse-Taler
1 TL Joghurt
45 g Endivie
60 g Feldsalat
¼ Stück Spitz-Paprika (rot)
½ kleine Orange (Bio)
3 TL Sesam
1 TL Senf (körnig)
1 kleiner Spritzer Kürbiskern-Öl
1 TL Salat-Mayonnaise
1 TL Balsamico (weiß)
1 TL Olivenöl
Salz, Pfeffer, Chiliflocken getrocknet

Zubereitung

1. Die gewaschene und geputzte Endivie wird in feine Streifen geschnitten.
2. Waschen Sie den Feldsalat.
3. Die gewaschene Paprika wird in Streifen geschnitten. Die vorbereiteten Zutaten werden auf zwei Teller verteilt.
4. Waschen Sie die Orange heiß ab. Reiben Sie einen Teil der Schale fein ab und vermischen Sie ihn mit Sesam und Chili-Flocken. Breiten Sie alles auf einen Teller aus.
5. Wälzen Sie die Ziegen-Frischkäse-Taler in der Mischung. Setzen Sie jeweils zwei auf einen Teller.

6. Halbieren Sie eine Orange. Pressen Sie die eine Hälfte aus und filetieren Sie die andere Hälfte. Richten Sie die Orangen-Filets ebenfalls auf dem Salat an.
7. Verquirlen Sie alle Dressing-Zutaten miteinander und unterrühren Sie den Orangensaft darunter.
8. Geben Sie das Dressing über den Salat. Lassen Sie zum Schluss noch etwas Kürbiskern-Öl darüber träufeln.

Kohlenhydratreduziertes Omelette

Kcal 216 | Eiweiß 23,0 g | Fett 9,0 g | Kohlenhydrate 5,8 g pro 100 g
1 Portion

Zutaten
50 ml Wasser
50 ml Milch
2 Eier
30 g Traubenkernmehl
30 g Eiweiß-Pulver
etwas Olivenöl zum Anbraten

Zubereitung
1. Geben Sie alle Zutaten in eine Schüssel und verrühren sie miteinander.
2. Gießen Sie etwas Öl in eine heiße Pfanne.
3. Geben Sie eine Kelle des Eierkuchen-Teigs in die Pfanne. Braten Sie den Eierkuchen von beiden Seiten an.
4. Die fertigen Eierkuchen werden im Ofen bei kleiner Stufe warm gehalten.
5. Belegen Sie den Eierkuchen nach Belieben und rollen Sie ihn ein.

Impressum

Herausgegeben von

CreativContent
Shvernika Str. 7
54049 Nikolaev, UA
Bilder: Depositphotos

7545303R00097

Printed in Germany
by Amazon Distribution
GmbH, Leipzig